BONTRAGER
MANUAL PRÁTICO DE
TÉCNICAS E POSICIONAMENTO
RADIOGRÁFICO

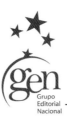

O GEN | Grupo Editorial Nacional – maior plataforma editorial brasileira no segmento científico, técnico e profissional – publica conteúdos nas áreas de ciências da saúde, exatas, humanas, jurídicas e sociais aplicadas, além de prover serviços direcionados à educação continuada e à preparação para concursos.

As editoras que integram o GEN, das mais respeitadas no mercado editorial, construíram catálogos inigualáveis, com obras decisivas para a formação acadêmica e o aperfeiçoamento de várias gerações de profissionais e estudantes, tendo se tornado sinônimo de qualidade e seriedade.

A missão do GEN e dos núcleos de conteúdo que o compõem é prover a melhor informação científica e distribuí-la de maneira flexível e conveniente, a preços justos, gerando benefícios e servindo a autores, docentes, livreiros, funcionários, colaboradores e acionistas.

Nosso comportamento ético incondicional e nossa responsabilidade social e ambiental são reforçados pela natureza educacional de nossa atividade e dão sustentabilidade ao crescimento contínuo e à rentabilidade do grupo.

BONTRAGER
MANUAL PRÁTICO DE
TÉCNICAS E POSICIONAMENTO
RADIOGRÁFICO

John P. Lampignano, MEd, RT(R)(CT)
Leslie E. Kendrick, MS, RT(R)(CT)(MR)

Revisão Técnica

Diogo Goulart Corrêa

Professor Adjunto do Departamento de Radiologia da
Universidade Federal Fluminense (UFF). Professor de Radiologia
e Diagnóstico por Imagem da Faculdade de Medicina da
Universidade Estácio de Sá. Mestrado, Doutorado e Pós-Doutorado pela
Universidade Federal do Rio de Janeiro (UFRJ). Médico Neurorradiologista
da Clínica de Diagnóstico por Imagem (CDPI)/DASA.
Médico Neurorradiologista do Instituto Estadual do Cérebro.

Tradução

Silvia M. Spada

10ª edição

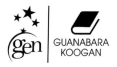

- Os autores deste livro e a editora empenharam seus melhores esforços para assegurar que as informações e os procedimentos apresentados no texto estejam em acordo com os padrões aceitos à época da publicação. Entretanto, tendo em conta a evolução das ciências, as atualizações legislativas, as mudanças regulamentares governamentais e o constante fluxo de novas informações sobre os temas que constam do livro, recomendamos enfaticamente que os leitores consultem sempre outras fontes fidedignas, de modo a se certificarem de que as informações contidas no texto estão corretas e de que não houve alterações nas recomendações ou na legislação regulamentadora.

- Data do fechamento do livro: 22/09/2022

- Os autores e a editora se empenharam para citar adequadamente e dar o devido crédito a todos os detentores de direitos autorais de qualquer material utilizado neste livro, dispondo-se a possíveis acertos posteriores caso, inadvertida e involuntariamente, a identificação de algum deles tenha sido omitida.

- **Atendimento ao cliente: (11) 5080-0751 | faleconosco@grupogen.com.br**

- Traduzido de:
  BONTRAGER'S HANDBOOK OF RADIOGRAPHIC POSITIONING AND TECHNIQUES, 10TH EDITION.
  Copyright © 2021, Elsevier Inc. All rights reserved.
  Previous edition copyrighted 2018 by Elsevier, Inc.
  Previous edition copyrighted 2014 by Mosby, an imprint of Elsevier Inc.
  Previous edition copyrighted 2010 by Mosby, Inc., an affiliate of Elsevier Inc.
  Previous editions copyrighted 2002, 1999, 1995, 1994 by Kenneth L. Bontrager.

  This edition of *Bontrager's Handbook of Radiographic Positioning and Techniques, 10th edition*, by John P. Lampignano and Leslie E. Kendrick is published by arrangement with Elsevier Inc.
  ISBN: 978-0-323-69422-3
  Esta edição de *Bontrager's Handbook of Radiographic Positioning and Techniques, 10ª edição*, de John P. Lampignano e Leslie E. Kendrick, é publicada por acordo com a Elsevier Inc.

- Direitos exclusivos para a língua portuguesa
  Copyright © 2023 by
  GEN | Grupo Editorial Nacional S.A.
  Publicado pelo selo Editora Guanabara Koogan Ltda.
  Travessa do Ouvidor, 11
  Rio de Janeiro – RJ – CEP 20040-040
  www.grupogen.com.br

- Reservados todos os direitos. É proibida a duplicação ou reprodução deste volume, no todo ou em parte, em quaisquer formas ou por quaisquer meios (eletrônico, mecânico, gravação, fotocópia, distribuição pela Internet ou outros), sem permissão, por escrito, do GEN | Grupo Editorial Nacional Participações S/A.

- Capa: Bruno Sales

- Imagens da capa: ©red2000; ©bitlaurent; ©itsmejust; ©stockdevil; ©alice-photo (iStock)

- Editoração eletrônica: R.O. Moura

- Ficha catalográfica

CIP-BRASIL. CATALOGAÇÃO NA PUBLICAÇÃO
SINDICATO NACIONAL DOS EDITORES DE LIVROS, RJ

L234n
10. ed.

Lampignano, John P.
  Bontrager : manual prático de técnicas e posicionamento radiográfico / John P. Lampignano, Leslie E. Kendrick ; revisão técnica Diogo Goulart Corrêa ; tradução Silvia M. Spada. - 10. ed. - Rio de Janeiro : Guanabara Koogan, 2023.
  19 cm.

Tradução de: Bontrager's handbook of radiographic positioning and tecniques
Apêndice
ISBN 9788595159372

1. Radiologia médica. 2. Diagnóstico por imagem. 3. Radiologia. I. Kendrick, Leslie E. II. Corrêa, Diogo Goulart. II. Spada, Silvia M. IV. Título.

22-79797	CDD: 616.0757
	CDU: 616.073.5

Meri Gleice Rodrigues de Souza - Bibliotecária - CRB-7/6439

Prefácio

Este manual de bolso foi desenvolvido por Kenneth Bontrager, em 1994, em resposta à necessidade de alunos e tecnólogos de ter um guia mais abrangente, porém prático, sobre os aspectos de posicionamento e técnicas radiográficas (fatores de exposição) aplicados. Atualmente, este manual compacto e durável inclui uma revisão de todos os procedimentos comuns de imagem. Contudo, é pequeno o suficiente para ser facilmente transportado na prática clínica. Há espaço adequado para anotações pessoais e para escrever os fatores de exposição considerados ideais pelos técnicos em determinados equipamentos, salas ou departamentos. Deu-se extrema atenção às informações sobre posicionamento contidas no *Bontrager Tratado de Posicionamento Radiográfico e Anatomia Associada* para que elas permanecessem precisas no manual.

Cada incidência/posição é acompanhada por descrições e fotografias de posicionamento, localizações do RC, graus de inclinação, ângulos específicos do RC, localização das células de CAE, proteção radiológica do paciente e faixas sugeridas de kVp. Uma rápida revisão dessas informações antes do início do procedimento pode assegurar a realização correta do exame, reduzindo a necessidade de repetição das exposições devido ao mau posicionamento ou à inadequação dos fatores de exposição.

Imagem radiográfica padrão e critérios de avaliação

Nesta décima edição, cada posicionamento descrito é acompanhado por uma radiografia padrão, adequadamente posicionada. Além disso, há um breve resumo dos fatores de qualidade para uso de matriz de avaliação de imagem. Ao ver esta radiografia e compará-la à lista de critérios de avaliação, os usuários podem analisar a imagem que estão observando e compará-la com este padrão.

Agradecimentos

Gostaríamos de agradecer a Kelli Haynes, EdD, RT(R), que editou a 10ª edição deste livro. Kelli fez um excelente trabalho ao atualizar o conteúdo de modo a corresponder ao novo material da 10ª edição. Este manual foi possível graças à sua grande experiência e atenção aos detalhes.

Jamie Blum, Sonya Seigafuse, Tina Kaemmerer e Rich Barber, da Elsevier, foram fundamentais ao dar apoio, orientação e recursos para a reformatação e a publicação deste manual de bolso. Somos muito gratos aos nossos ex-alunos, colegas técnicos e muitos docentes dos EUA e da comunidade internacional de diagnóstico por imagem, que nos desafiaram e inspiraram. Agradecemos a todos vocês e esperamos que este guia continue a ser uma ajuda valiosa para o aperfeiçoamento e a manutenção do alto nível das imagens radiográficas que tanto desejamos.

John e Leslie

Explicações para Uso

Este manual deve ser usado como referência rápida e revisão do posicionamento e dos procedimentos radiográficos. Contudo, não se destina a substituir as técnicas de posicionamento descritas no *Bontrager Tratado de Posicionamento Radiográfico e Anatomia Associada*. Em vez disso, é uma ferramenta auxiliar que oferece ao tecnólogo uma revisão rápida dos principais elementos sobre o posicionamento, a localização do RC, as faixas de kVp e os métodos para redução da dose para o paciente. Esses elementos incluem:

Proteção radiológica: Determinadas práticas de proteção radiológica e descrições da blindagem acompanham cada incidência e **é responsabilidade do tecnólogo assegurar a proteção radiológica** dos tecidos radiossensíveis e a aplicação da colimação e dos fatores adequados de exposição em cada exame. As políticas do departamento podem determinar se a proteção gonadal deve ser usada. As recomendações para **redução da dose para o paciente são descritas no Apêndice A.**

Faixas de kVp: As faixas sugeridas de kVp são **descritas** para cada incidência. Essas recomendações são baseadas nas melhores práticas e validadas por especialistas em técnicas de diagnóstico por imagem. **As faixas de kVp podem não se aplicar a todos os protocolos departamentais ou sistemas de imagem utilizados.** O tecnólogo deve consultar o responsável pela segurança radiológica ou seu supervisor para determinar as faixas adequadas de kVp em seu contexto clínico.

Páginas de título do capítulo: A lista de incidências com os números das páginas encontra-se no começo de cada capítulo para facilitar a localização de incidências específicas, bem como representa uma referência para marcação das rotinas departamentais básicas de cada exame. Um pequeno sinal de visto (✓) pode ser colocado em cada incidência que seja parte da rotina departamental preferida. As incidências também são acompanhadas por **(R)** ou **(E)**, sugerindo uso de **rotina** ou **especial.**

Imagem radiográfica padrão e critérios de avaliação: Em cada página de posicionamento há uma **radiografia** desta incidência. Essas radiografias mostram a área anatômica principal que deve ser visualizada. Uma lista de **critérios de avaliação** permite que os tecnólogos analisem as imagens produzidas.

Cada página de posicionamento tem formato similar a este exemplo.

① Controle automático de exposição (CAE) recomendado (neste exemplo, células superiores escuras à direita e à esquerda indicadas na PA de tórax). **Nota:** *Verifique a escolha da câmara de CAE com o departamento antes de sua utilização.*

② Tamanho do campo de colimação com RC de localização central.

③ Tamanho recomendado do RI em um adulto médio, colocado na horizontal ou na vertical em relação à anatomia de interesse. Com ou sem grade.

④ Descrição do posicionamento do paciente.

⑤ Localização e ângulo do RC.

⑥ Faixa sugerida de DFR.

⑦ Faixas sugeridas de kVp. Sistemas analógicos e digitais. (Escreva, a lápis, a faixa de kVp para seus sistemas de imagem.)

⑧ Fatores de exposição a serem preenchidos (a lápis) e considerados melhores para pacientes de pequeno (P), médio (M) ou grande (G) porte.

⑨ Este espaço deve ser utilizado para anotar os fatores de exposição para um sistema analógico ou tipos específicos de receptores digitais de imagem que exijam ajustes da técnica.

PA: tórax

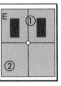

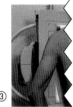

- 35 × 43 cm, vertical ou ③ horizontal
- Grade.

Figura 1.2 PA d 20 cm abaixo da vé de estatura medi

Posicionamento ④

- Ereto, queixo levantado, mãos nos quadris ombros em rotação anterior contra o RI
- Centralize o RC no centro dos campos p biotipos de pacientes, com colimação pre
- Centralize o tórax bilateralmente às bordas d em ambos os lados; assegure-se de que n posicionando o plano médio-coronal paral

Raio central: RC ⊥ (perpendicular) ao RI, c ⑤ a 20 cm abaixo da vértebra proeminente, escápula.

DFR: 180 cm. ⑥

Colimação: Fazer a colimação nos quatro la pulmonares (a borda superior do campo ilur da vértebra proeminente, e a borda lateral dev neas externas).

Respiração: Exposição ao final da **segunda i**

Faixa de kVp: ⑦

	cm	kVp	mA	Tempo	mAs
⑧ P					
M ⑨					
G					

Sumário

1 Tórax – Tórax adulto, Vias respiratórias superiores e Tórax pediátrico 1

2 Membro Superior – Dedos, Polegar, Mão, Punho, Antebraço, Cotovelo e Membro superior pediátrico 23

3 Úmero e Cintura Escapular – Úmero, Ombro, Clavícula, Articulações acromioclaviculares (AC) e Escápula 71

4 Membro Inferior – Dedos, Pé, Calcâneo, Tornozelo, Perna (tíbia-fíbula), Joelho, Fossa intercondilar e patela e Membro inferior pediatrico 109

5 Fêmur e Cintura Pélvica – Fêmur, Fêmur proximal (quadris), Perfil do quadril (ausência de trauma), Perfil do quadril (trauma), Pelve, Acetábulo e anel pélvico e Quadris e pelve pediátricos 157

6 Coluna Vertebral – Coluna cervical, Coluna torácica, Coluna lombar, Sacro e cóccix e Articulação sacroilíaca (SI) 183

7 Caixa Torácica – Esterno, Articulações esternoclaviculares, Costelas (estudo bilateral) e Costelas axilares 221

8 Crânio, Ossos da Face e Seios Paranasais – Série de crânio, Traumatismo (série de crânio), Ossos da face, Traumatismo (série de ossos da face), Ossos nasais, Arcos zigomáticos, Forames ópticos, Mandíbula, Articulações temporomandibulares e Seios paranasais 235

9 Abdome e Exames Contrastados Comuns – Abdome (adulto), Abdome (pediátrico), Esofagografia, Trato GI superior (Estômago), Intestino delgado, Enema baritado, Urografia intravenosa (UIV) e Cistografia 281

10 Procedimentos no Leito (Portáteis) e Cirúrgicos – Procedimentos portáteis, "Arco em C" cirúrgico e Observações acerca do procedimento 323

Apêndice A Como Reduzir a Dose para o Paciente 333

Apêndice B Tabela de Conversão Exposição-Distância 335

Apêndice C Regra de Conversão para Aparelhos de Imobilização 337

Apêndice D Tabela de Conversão da Razão da Grade 339

Apêndice E Iniciais (Abreviações), Termos Técnicos e Acrônimos 341

BONTRAGER

MANUAL PRÁTICO DE
TÉCNICAS E POSICIONAMENTO
RADIOGRÁFICO

Capítulo 1

Tórax

- Considerações acerca de posicionamento e proteção radiológica........2
- Considerações acerca de imagens digitais..3

Tórax adulto

- PA (R)..4
- Perfil (R)..5
- Perfil (cadeira de rodas ou maca) (R).............................6
- PA (AP) (R)..................................7
- PA e perfil – análise.................8
- Decúbito lateral (E)...............9
- AP lordótica (E)......................10
- Decúbito lateral......................11
- AP lordótica – análise..........12
- Oblíqua anterior direita e esquerda (OAD e OAE) (E)..................13
- Oblíqua anterior direita e esquerda (OAD e OAE) – análise......................14

Vias respiratórias superiores

- AP e perfil (traqueia e laringe) (E).........15
- AP e perfil – análise..............16

Tórax pediátrico

- AP (na mesa radiológica) (R).....................17
- PA ereta (com imobilizador pediátrico [Pigg-O-Stat™]) (R)..............18
- Perfil (na mesa radiológica) (R).....................19
- Perfil ereto (com imobilizador pediátrico [Pigg-O-Stat™]) (R)..............20
- PA (AP).....................................21
- Perfil – análise.......................22

(R) Rotina, (E) Especial

Considerações acerca de posicionamento e proteção radiológica

Colimação

A colimação cuidadosa é importante na radiografia de tórax. Por meio desse processo, a restrição do feixe primário de radiação, ao diminuir o volume de tecido irradiado, não reduz apenas a dose para o paciente, mas também melhora a qualidade da imagem, de modo a limitar a dispersão da radiação.

Localização correta do raio central

Situar corretamente o raio central (RC) no meio do tórax (T7) possibilita a colimação precisa e a proteção da região radiossensível superior, na área do pescoço. Também evita a exposição da área abdominal densa abaixo do diafragma, que produz dispersão e radiação secundária para os órgãos reprodutivos radiossensíveis.

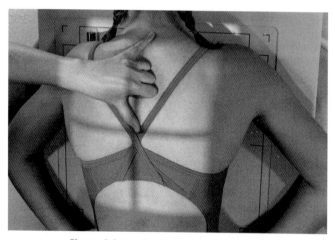

Figura 1.1 Localização correta do raio central.

Na incidência **PA de tórax**, o segmento vertebral T7 pode ser localizado posteriormente, em referência à C7, a **vértebra proeminente**. O nível T7 está de 18 a 20 cm abaixo da C7.

O RC para a incidência **AP de tórax** deve estar de 8 a 11 cm abaixo da **incisura jugular** e angulado de 3° a 5° em sentido caudal (RC perpendicular à porção média do esterno).

Proteção radiológica

Além de uma colimação cuidadosa, deve-se usar um protetor de chumbo para proteger a área abdominal abaixo dos pulmões. Essa proteção é especialmente importante para crianças, gestantes e pessoas em idade reprodutiva.

Um tipo comum de proteção para a radiografia de tórax é uma proteção móvel, independente e ajustável, colocada entre o paciente e o tubo de raios X. Pode-se usar também um protetor de chumbo revestido de vinil amarrado em volta da cintura. Ambos os tipos de envoltório devem fornecer proteção desde o nível das cristas ilíacas, ou ligeiramente mais acima, na área média da coxa.

Considerações acerca de imagens digitais

Os seguintes fatores técnicos reduzem a dose de radiação para o paciente e melhoram a qualidade da imagem:

Colimação: A colimação reduz a dose de radiação para o paciente e a radiação secundária que chega ao receptor de imagem (RI).

Centralização precisa: Por causa dos fatores de exposição usados para o receptor de imagem digital, é importante que a parte do corpo e o RC sejam centralizados com precisão no RI. Nos exames de imagem do tórax, isso envolve a centralização do RC no centro dos campos pulmonares.

Fatores de exposição: Os sistemas digitais são conhecidos pela possibilidade de utilização de uma ampla gama de fatores de exposição (kVp e mAs). No entanto, o princípio ALARA deve ser respeitado; portanto, deve-se usar o maior valor de kVp e o menor valor de mAs, condizentes com a qualidade ideal da imagem.

Indicador de exposição (IE): O técnico deve verificar o IE para determinar se os fatores ideais de exposição se encontram na faixa correta para assegurar a melhor qualidade da imagem e o mínimo de radiação para o paciente.

Grades: Como regra geral, na radiografia de tórax, o uso de um kVp alto (> 100) **requer o uso de uma grade.**

PA: tórax

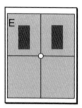

- 35 × 43 cm, vertical ou horizontal
- Grade.

Posicionamento

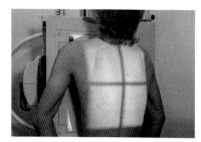

Figura 1.2 PA de tórax (RC aproximadamente 20 cm abaixo da vértebra proeminente) (mulher de estatura mediana, 18 cm).

- Ereto, queixo levantado, mãos nos quadris com as palmas para fora, ombros em rotação anterior contra o RI
- Centralize o RC no centro dos campos pulmonares em **todos os biotipos** de pacientes, com colimação precisa acima e abaixo
- Centralize o tórax bilateralmente às bordas do RI, com margens iguais em ambos os lados; assegure-se de que **não haja rotação** do tórax posicionando o plano médio-coronal paralelo ao RI.

Raio central: RC ⊥ (perpendicular) ao RI, centralizado em T7, ou de 18 a 20 cm abaixo da vértebra proeminente, ou no ângulo inferior da escápula.

DFR: 180 cm.

Colimação: Fazer a colimação nos quatro lados da área dos campos pulmonares (a borda superior do campo iluminado deve estar no nível da vértebra proeminente, e a borda lateral deve estar nas margens cutâneas externas).

Respiração: Exposição ao final da **segunda inspiração profunda**.

Faixa de kVp:					110 a 125	
	cm	kVp	mA	Tempo	mAs	DFR	Indicador de exposição
P							
M							
G							

Perfil: tórax

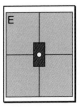
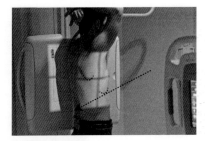

- 35 × 43 cm, vertical
- Grade.

Figura 1.3 Perfil esquerdo do tórax.

Posicionamento

- Ereto, **lado esquerdo** contra o RI (a menos que seja indicado o perfil direito)
- Braços levantados e cruzados acima da cabeça, queixo levantado
- **Perfil absoluto**, sem rotação nem inclinação; plano médio sagital paralelo ao RI (não empurre os quadris contra o suporte do RI)
- Tórax centralizado com o RC e com o RI anterior e posteriormente.

Raio central: RC ⊥ ao RI, centralizado no meio do tórax à altura de T7; em geral, deve-se projetar o RI e o RC aproximadamente 2,5 cm abaixo do utilizado na incidência PA no paciente de estatura mediana.

DFR: 180 cm.

Colimação: Fazer a colimação nos quatro lados da área dos campos pulmonares (a borda superior do campo iluminado deve estar no nível da vértebra proeminente).

Respiração: Exposição ao final da **segunda inspiração profunda**.

	cm	kVp	mA	Tempo	mAs	DFR	Indicador de exposição
P							
M							
G							

Faixa de kVp: 110 a 125

Perfil (cadeira de rodas ou maca): tórax

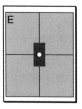

- 35 × 43 cm, vertical
- Grade.

Posicionamento

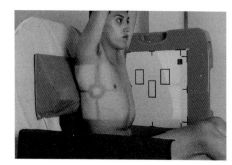

Figura 1.4 Perfil esquerdo na maca.

- Ereto, na maca ou na cadeira de rodas
- Braços elevados e cruzados acima da cabeça ou segurando na barra de apoio
- Centralize o tórax ao RC e ao RI anterior e posteriormente
- Sem rotação nem inclinação, plano médio sagital paralelo ao RI, mantendo o queixo levantado.

Raio central: RC ⊥ ao RI, centralizado no médio-tórax na altura de T7 (de 8 a 10 cm abaixo da incisura jugular).

DFR: 180 cm.

Colimação: Fazer a colimação nos quatro lados da área dos campos pulmonares (a borda superior do campo iluminado deve estar no nível da vértebra proeminente).

Respiração: Exposição ao final da **segunda inspiração profunda**.

Faixa de kVp: 110 a 125

	cm	kVp	mA	Tempo	mAs	DFR	Indicador de exposição
P							
M							
G							

PA (AP): tórax

Critérios de avaliação

Anatomia demonstrada
- Ambos os pulmões, dos ápices aos ângulos costofrênicos; e as bordas laterais das costelas
- Visualização de 10 costelas acima do diafragma.

Posicionamento
- Queixo suficientemente elevado
- Sem rotação, com articulações esternocostais (EC) e margens laterais das costelas equidistantes à linha média da coluna.

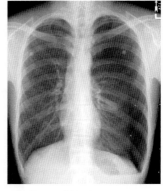

Figura 1.5 Tórax em PA.

Exposição
- Sem movimentação, contornos bem-definidos das margens costais, do diafragma e das bordas cardíacas e trama pulmonar nítida
- Contraste de longa escala, ideal para visualizar a trama vascular fina no interior dos pulmões, contornos suaves das vértebras torácicas superiores e médias e costelas posteriores visíveis através do coração e das estruturas mediastinais.

Perfil: tórax

Critérios de avaliação

Anatomia demonstrada
- Todo o pulmão, dos ápices aos ângulos costofrênicos; do esterno às costelas posteriores.

Posicionamento
- Queixo e braços elevados para evitar que se sobreponham aos ápices pulmonares
- Sem rotação, costelas posteriores e ângulo costofrênico na lateral, longe do RI em projeção ligeiramente (1 cm) posterior em razão da radiação divergente
- A região hilar deve estar aproximadamente no centro do RI.

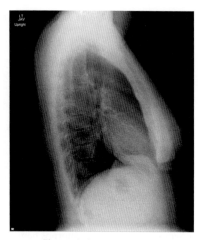

Figura 1.6 Tórax em perfil.

Exposição
- Sem movimentação, contornos nítidos do diafragma e trama pulmonar visível
- Exposição suficiente com contraste adequado para visualizar os contornos de costelas e a trama pulmonar através da sombra cardíaca e dos **ápices pulmonares**, sem superexposição de outras regiões dos pulmões.

Decúbito lateral: tórax

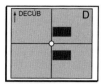

- 35 × 43 cm, horizontal em relação ao paciente
- Grade.

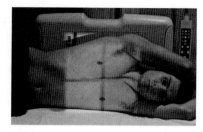

Figura 1.7 Tórax em decúbito lateral esquerdo (AP).

Posicionamento

- Paciente de lado (direito ou esquerdo; ver **Observação**) sobre uma almofada radiolucente
- Assegure-se de que a maca não se movimente (trave as rodas)
- Queixo elevado e ambos os braços acima da cabeça para não obstruir o campo pulmonar; costas do paciente firmemente contra o RI
- AP absoluta, sem rotação; paciente centralizado no RC no nível de T7 (o topo do RI está aproximadamente 2,5 cm acima da vértebra proeminente).

Raio central: RC horizontal a T7, 8 a 10 cm abaixo da incisura jugular.

DFR: 180 cm com *bucky;* 100 a 110 cm com mesa ereta e *bucky.*

Colimação: Fazer a colimação nos quatro lados da área dos campos pulmonares (a borda superior do campo iluminado deve estar no nível da vértebra proeminente).

Respiração: Exposição ao final da **segunda inspiração profunda**.

Observação: Em caso de possível derrame pleural, o lado suspeito deve ficar para baixo; em caso de possível presença de ar no espaço pleural (pneumotórax), o lado suspeito deve ficar para cima.

	cm	kVp	mA	Tempo	mAs	DFR	Indicador de exposição
P							
M							
G							

Faixa de kVp: 110 a 125

AP lordótica: tórax

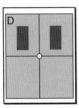

- 35 × 43 cm, vertical ou horizontal
- Grade.

Posicionamento

- O paciente fica em pé a cerca de 30 cm do RI, inclinando-se para trás com ombros, pescoço e parte posterior da cabeça contra o RI
- Mãos nos quadris, palmas para fora, ombros em rotação anterior
- Centralize o plano médio sagital com o RC; o topo do **RI** deve estar de 7 a 8 cm acima dos ombros.

Raio central: RC ⊥ (perpendicular) ao RI, centralizado no meio do esterno (9 cm abaixo da incisura jugular).

DFR: 180 cm.

Colimação: Fazer a colimação nos quatro lados da área dos campos pulmonares (a borda superior do campo iluminado deve estar no nível da vértebra proeminente).

Respiração: Exposição ao final da **segunda inspiração profunda**.

Observação: Se o paciente estiver muito fraco e instável ou for incapaz de assumir uma posição lordótica em pé, realize uma radiografia em incidência AP semiaxial com angulação cefálica de 15° a 20°.

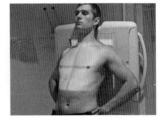

Figura 1.8 AP lordótica (melhor para evidenciar os ápices pulmonares).

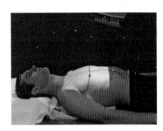

Figura 1.9 AP decúbito dorsal, RC com angulação cefálica de 15° a 20°.

Faixa de kVp:						110 a 125
	cm	kVp	mA	Tempo	mAs	DFR	Indicador de exposição
P							
M							
G							

Decúbito lateral: tórax

Critérios de avaliação

Anatomia demonstrada

- A totalidade dos campos pulmonares, incluindo os ápices, os ângulos costofrênicos e as bordas laterais das costelas.

Posicionamento: Sem rotação, bordas laterais das costelas de ambos os lados equidistantes à coluna vertebral; articulações EC equidistantes à coluna vertebral. Os braços não devem se sobrepor aos pulmões. O campo de colimação (RC) deve ser centralizado na região de T7 em pacientes de tamanho médio.

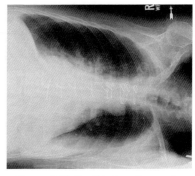

Figura 1.10 Decúbito lateral esquerdo.

Exposição

- **Sem movimentação**; diafragma, costelas, bordas cardíacas e trama pulmonar nítidos
- A escala de contraste ideal deve resultar em uma visualização vaga das vértebras e costelas através da silhueta cardíaca.

AP lordótica: tórax

Critérios de avaliação

Anatomia demonstrada
- A totalidade dos campos pulmonares, incluindo as clavículas, que devem ser visualizadas acima dos ápices.

Posicionamento
- As clavículas aparecem em posição quase horizontal, superiores aos ápices pulmonares
- As costelas aparecem distorcidas, com as costelas posteriores quase horizontais e sobrepondo-se às anteriores
- Sem rotação, conforme evidenciado pela equidistância entre extremidades mediais das clavículas, bordas laterais das costelas e linha média da coluna.

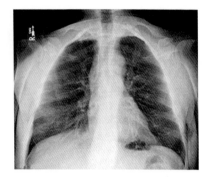

Figura 1.11 AP lordótica de tórax.

Exposição
- Sem movimentação; diafragma, coração e costelas com contornos nítidos
- A escala de contraste ideal deve resultar em uma visualização vaga da trama vascular pulmonar, especialmente na região dos ápices e parte superior dos pulmões.

Oblíqua anterior direita e esquerda (OAD e OAE): tórax

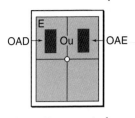

- 35 × 43 cm, vertical
- Grade.

Figura 1.12 Oblíqua anterior direita a 45°.

Posicionamento

- Ereto, em rotação de 45°, com o aspecto anterior do ombro direito contra o RI, na incidência OAD; e em rotação de 45°, com o aspecto anterior do ombro esquerdo contra o RI, na incidência OAE (determinados exames cardíacos necessitam de OAE com 60° de rotação a partir da PA)
- Pode-se realizar posições oblíquas posteriores alternativas. A incidência OPE evidencia melhor o tórax esquerdo e a OPD, o tórax direito
- O braço mais distante do RI fica apoiado na cabeça ou no suporte do RI
- O braço mais próximo do RI fica apoiado no quadril, com o paciente olhando para frente com o queixo levantado
- Centralize o tórax lateralmente às margens do RI e verticalmente ao RC em T7.

Raio central: RC ⊥ ao RI, centralizado na altura de T7 (8 a 10 cm abaixo do nível da vértebra proeminente) a meia distância entre o plano médio sagital e a margem lateral do tórax.

DFR: 180 cm.

Colimação: Fazer a colimação nos quatro lados da área dos campos pulmonares (borda superior do campo de luz na altura da vértebra proeminente).

Respiração: Exposição ao final da **segunda inspiração profunda**.

	cm	kVp	mA	Tempo	mAs	DFR	Indicador de exposição
P							
M							
G							

Faixa de kVp: 110 a 125

Oblíqua anterior direita e esquerda (OAD e OAE): tórax

Critérios de avaliação

Anatomia demonstrada

- Inclui ambos os campos pulmonares, dos ápices aos ângulos costofrênicos; a OAD alonga o tórax esquerdo e a OAE, o tórax direito.

Posicionamento

- A 45° de rotação, a distância entre as margens externas das costelas e a coluna vertebral, no lado mais distante do RI, deve ser aproximadamente o dobro da distância do lado mais próximo ao RI.

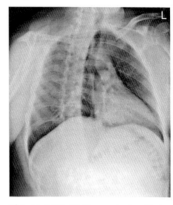

Figura 1.13 Oblíqua anterior direita (OAD) a 45°.

Exposição

- Sem movimentação; diafragma e margens costais nítidos
- Visualização vaga da trama vascular em todo o pulmão e dos contornos das costelas através do coração
- A exposição e o contraste ideais possibilitam a visualização da trama vascular de todo o pulmão e dos contornos das costelas, exceto nas regiões mais densas do coração.

Observações

- As posições oblíquas anteriores mostram melhor o lado mais distante do RI. As posições oblíquas posteriores mostram melhor o lado mais próximo ao RI

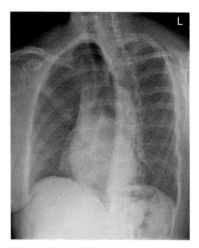

Figura 1.14 Oblíqua anterior esquerda (OAE) a 45°.

- Menor rotação (15° a 20°) pode ajudar na visualização de áreas dos pulmões com suspeita de doença parenquimatosa.

AP e perfil: vias respiratórias superiores
Traqueia e laringe

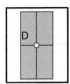

- 24 × 30 cm, vertical
- Grade.

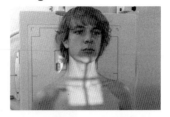

Figura 1.15 AP.

Posicionamento

- Paciente ereto, sentado ou em pé; centralize as vias respiratórias superiores ao RC
- Braços para baixo, queixo ligeiramente elevado
- Perfil: ombros deprimidos e posteriorizados
- Posicione o paciente de modo a centralizar as vias respiratórias ao RC e ao centro do RI (a laringe e a traqueia ficam anteriores às vértebras cervicais e torácicas).

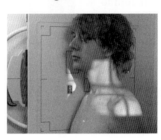

Figura 1.16 Perfil.

Raio central: RC ⊥ ao RI, centralizado na altura de C6 ou C7, a meia distância entre a proeminência laríngea da cartilagem tireoide e a incisura jugular.

DFR: 180 cm.

Colimação: Fazer a colimação na região das partes moles do pescoço.

Respiração: Exposição durante uma inspiração lenta e profunda.

Faixa de kVp:					75 a 85	
	cm	kVp	mA	Tempo	mAs	DFR	Indicador de exposição
P							
M							
G							

AP e perfil: vias respiratórias superiores

Critérios de avaliação

Anatomia demonstrada

AP e perfil

- Anatomia dos tecidos moles do pescoço, incluindo a laringe e a traqueia, cheia de ar.

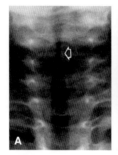 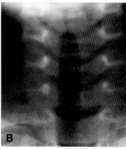

Figura 1.17 AP das vias respiratórias superiores (**A.** Glote fechada. **B.** Glote aberta).

Posicionamento

AP

- Sem rotação, aparência simétrica das articulações EC
- Mandíbula sobreposta à base do crânio.

Perfil

- Para visualizar a região do pescoço, incluir o meato acústico externo na borda superior da imagem
- Se a laringe distal e a traqueia forem de interesse primário, o RI e o RC devem ser abaixados de modo a colocar o RC na incisura jugular superior (T1-2)
- Se o aspecto distal da laringe e a traqueia constituírem a área de interesse primário, o RI e o RC devem ser abaixados de modo que coloque o RC na parte superior da incisura jugular (T1-2).

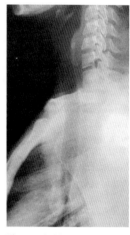

Figura 1.18 Perfil das vias respiratórias superiores.

Exposição

AP e perfil

- A exposição ideal inclui uma técnica de tecidos moles em que a laringe cheia de ar e a traqueia superior não estejam superexpostas
- As vértebras cervicais aparecem subexpostas.

AP (na mesa radiológica): tórax pediátrico

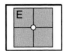

- 18 × 24 cm ou 24 × 30 cm, horizontal
- Sem grade; com grade em sistemas digitais em que a remoção não seja possível.

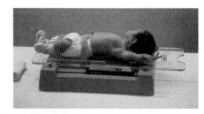

Figura 1.19 Aparelho para imobilização.

Posicionamento

- Em decúbito dorsal, membros superiores e inferiores estendidos, fita adesiva e sacos de areia ou outro tipo de imobilização para os membros
- Sem rotação do tórax, proteção gonadal sobre a área pélvica
- RI e tórax centralizado com o RC, com ombros 5 cm abaixo do topo do RI.

Raio central: RC ⊥ ao RI, centralizado no plano médio sagital na altura da metade do tórax, linha mamilar.

DFR: Mínimo de 125 a 150 cm; tubo de raios X o mais alto possível.

Colimação: fazer a colimação rigorosa nos quatro lados das margens torácicas externas.

Respiração: Segunda inspiração profunda; se o paciente estiver chorando, fazer a exposição durante a inspiração máxima.

Observação: Caso o auxílio dos pais seja necessário, peça que segurem os braços da criança sobre a cabeça, que deve ser inclinada para trás com uma das mãos; e, em seguida, segurem as pernas com a outra mão (forneça avental e luvas de chumbo).

	cm	kVp	mA	Tempo	mAs	DFR	Indicador de exposição
Faixa de kVp:					70 a 85		
P							
M							
G							

PA ereta (com imobilizador pediátrico [Pigg-O-Stat™]): tórax pediátrico

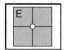

- 18 × 24 cm ou 24 × 30 cm, vertical
- Sem grade ou com grade nos sistemas em que sua remoção não seja possível.

Posicionamento

- Paciente sentado, com as pernas posicionadas através das aberturas
- Ajuste a altura do assento de modo que os ombros fiquem 2,5 cm abaixo da margem superior do RI
- Levante os braços e cuidadosamente, mas com firmeza, coloque as braçadeiras laterais do aparelho imobilizador de modo a manter os braços levantados e a cabeça no lugar
- Ajuste a borda superior do protetor de chumbo com os marcadores D e E. Posicione-os de 2,5 a 5 cm acima da altura da crista ilíaca.

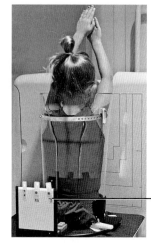

Marcadores e proteção

Figura 1.20 PA de tórax (com imobilizador pediátrico [Pigg-O-Stat™] para criança de 5 anos) (RD).

Raio central: RC ⊥ ao RI, centralizado no meio dos campos pulmonares, linha mamilar.

DFR: Mínimo de 180 cm.

Colimação: Fazer a colimação rigorosa aos quatro lados das margens torácicas externas.

Respiração: Inspiração profunda; se o paciente estiver chorando, fazer a exposição durante a inspiração máxima.

Faixa de kVp:					70 a 85	
	cm	kVp	mA	Tempo	mAs	DFR	Indicador de exposição
P							
M							
G							

Perfil (na mesa radiológica): tórax pediátrico

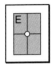

- 18 × 24 cm ou 24 × 30 cm, vertical
- Não é necessário grade.

Posicionamento

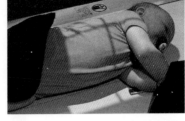

Figura 1.21 Perfil de tórax (imobilização com fita adesiva e sacos de areia).

- Decúbito lateral (geralmente o esquerdo), com os braços acima da cabeça
- Fixe os braços com fita adesiva e/ou sacos de areia; assegure-se de que o paciente permaneça em perfil absoluto
- Flexione os membros inferiores; imobilize-os com fita adesiva, sacos de areia ou uma faixa de contenção nas pernas e no quadril; coloque um protetor de chumbo sobre a região pélvica.

Raio central: RC ⊥ ao RI, centralizado no **plano coronal médio**, na altura da linha mamilar.

DFR: Mínimo de 125 a 150 cm.

Colimação: Fazer a colimação rigorosa nos quatro lados das margens torácicas externas.

Respiração: Segunda inspiração profunda; se a criança chorar, fazer a exposição durante a inspiração máxima.

Observação: Caso o auxílio dos pais seja necessário, pedir que segurem os braços da criança sobre a cabeça, que deve ser inclinada para trás com uma das mãos, e, em seguida, segurem as pernas com a outra mão (fornecer avental e luvas de chumbo).

Faixa de kVp:					70 a 85	
	cm	kVp	mA	Tempo	mAs	DFR	Indicador de exposição
P							
M							
G							

Perfil ereto (com imobilizador pediátrico [Pigg-O-Stat™]): tórax pediátrico

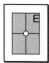

- 18 × 24 cm ou 24 × 30 cm, vertical
- Não é necessário grade.

Posicionamento

- Com o paciente no mesmo posicionamento para a PA de tórax, trocar o RI e girar todo o assento e o imobilizador em 90°, posicionando a criança em perfil esquerdo; deve-se colocar um protetor de chumbo imediatamente acima da crista ilíaca. Assegure-se de que não haja **nenhuma rotação**
- Trocar o marcador de chumbo de modo a indicar o perfil esquerdo.

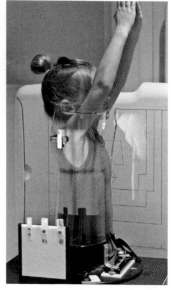

Figura 1.22 Perfil de tórax (com imobilizador pediátrico [Pigg-O-Stat™] para crianças de 5 anos).

Raio central: RC ⊥ ao RI, centralizado no meio do tórax, na linha mamilar.
DFR: 180 cm.
Colimação: Fazer a colimação rigorosa aos quatro lados das margens torácicas externas.
Respiração: Inspiração profunda; se a criança chorar, fazer a exposição durante a inspiração máxima.

Faixa de kVp:					70 a 85	
	cm	kVp	mA	Tempo	mAs	DFR	Indicador de exposição
P							
M							
G							

PA (AP): tórax pediátrico

Critérios de avaliação

Anatomia demonstrada

- Todo o pulmão, dos ápices aos ângulos costofrênicos
- Evidencia a traqueia cheia de ar de T1 para baixo, bem como a trama na região do hilo, timo, coração e ossos do tórax.

Posicionamento

- Queixo suficientemente elevado
- Sem rotação, equidistância das margens laterais das costelas à coluna vertebral
- Em inspiração máxima, visualização de 9 (ocasionalmente 10) costelas posteriores acima do diafragma.

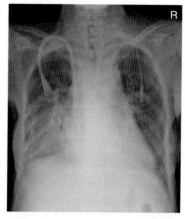

Figura 1.23 Tórax pediátrico em AP (PA) (há evidências de movimentos respiratórios e voluntários; diafragma com contorno não nítido).

Exposição

- O contraste pulmonar é suficiente para visualizar a trama pulmonar fina no interior dos pulmões
- Contornos vagos de costelas e vértebras são visíveis através do coração e das estruturas mediastinais
- Nenhum movimento, contornos nítidos das margens costais, diafragma e sombra cardíaca.

Perfil: tórax pediátrico

Critérios de avaliação

Anatomia demonstrada
- Todo o pulmão, dos ápices aos ângulos costofrênicos, e do esterno anteriormente às costelas posteriores.

Posicionamento
- Queixo e braços suficientemente elevados
- Sem rotação; há sobreposição entre as costelas posteriores e os ângulos costofrênicos bilateralmente.

Exposição
- Sem movimentação; contorno nítido do diafragma, das bordas costais e da trama pulmonar
- Contraste e densidade ideal para visualização vaga das costelas e da trama pulmonar através da sombra cardíaca.

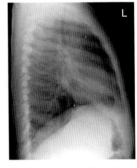

Figura 1.24 Perfil do tórax pediátrico (RD).

Capítulo 2

Membro Superior

- Fatores técnicos e proteção radiológica......25

Dedos

- PA (R)......26
- PA oblíqua (R)......27
- PA e PA oblíqua
  – análise......28
- Médio-lateral
  e lateromedial (R)......29

Polegar

- AP (R)......30
- Perfil do dedo e AP do
  polegar – análise......31
- PA oblíqua (R)......32
- Perfil (R)......33
- PA oblíqua e perfil
  – análise......34
- AP axial (método de Roberts
  modificado) (E)......35

Mão

- PA (R)......36
- AP axial do polegar (método
  de Roberts modificado) e
  PA da mão – análise......37
- PA oblíqua (R)......38
- Perfil em "leque" e perfil
  em extensão (R)......39
- PA oblíqua......40
- Perfil em "leque"......41
- AP axial (método
  de Brewerton)......42
- AP axial (método de
  Brewerton) – análise......43

Punho

- PA (R)......44
- PA oblíqua (R)......45
- PA (R)......46
- PA oblíqua de 45° (R)......47
- Perfil (R)......48
- Perfil – análise......49
- PA e PA axial com desvio
  ulnar, escafoide (angulação
  de 10° a 15° e método de
  Stecher modificado) (E)......50
- PA e PA axial com desvio
  ulnar, escafoide (angulação
  de 10° a 15° e método
  de Stecher modificado)
  – análise......51
- PA com desvio
  radial (E)......52
- PA com desvio radial
  – análise......53
- Tangencial
  inferossuperior, túnel
  do carpo (método de
  Gaynor-Hart) (E)......54
- Tangencial
  inferossuperior, túnel
  do carpo (método de
  Gaynor-Hart) – análise......55

Antebraço

- AP (R)......56
- Lateromedial (R)......57
- AP (R)......58
- Lateromedial (R)......59

Cotovelo

- AP em extensão total e parcial (R) 60
- AP em extensão total – análise 61
- AP em flexão parcial – análise 62
- AP oblíqua (medial e lateral) (R) 63
- AP oblíqua (medial e lateral) – análise 64
- Lateromedial (R) 65
- Lateromedial – análise 66
- Axial lateromedial e médio-lateral, trauma (método de Coyle) (E) 67
- Axial lateromedial e médio-lateral, trauma (método de Coyle) – análise 68

Membro superior pediátrico

- AP (E) 69
- Perfil (E) 70

(R) Rotina, (E) Especial

Fatores técnicos

Os fatores técnicos descritos a seguir são importantes em todos os procedimentos de membro superior para maximizar a nitidez da imagem:

- DFR (distância fonte-receptor) de 100 cm, DOR (distância objeto-receptor) mínima
- Ponto focal pequeno
- Sem grade ou mesa radiológica
- A imagem digital requer atenção especial à **centralização precisa entre o RC (raio central) e a parte do corpo a ser avaliada**, além de **colimação rigorosa**
- Baixo tempo de exposição
- Imobilização (quando necessário)
- **Múltiplas exposições por placa de imagem**: múltiplas imagens podem ser colocadas na mesma PI (placa de imagem). Neste caso, a colimação deve ser cuidadosa e deve-se usar protetores de chumbo para evitar a pré-exposição ou o embaçamento de outras imagens. No entanto, recomenda-se uma exposição por placa de imagem
- **Uso de grade em sistemas digitais**: de modo geral, as grades não são utilizadas para exames de membros superiores, a menos que a parte do corpo (p. ex., o ombro) meça mais de 10 cm.

Proteção radiológica

Colimação

As bordas de colimação devem estar visíveis nos quatro lados do RI.

Proteção radiológica do paciente

Pacientes em posição ereta: Os pacientes sentados na extremidade da mesa devem **sempre receber uma proteção sobre os órgãos radiossensíveis** para evitar a exposição à radiação dispersa e à radiação divergente do feixe primário de raios X.

Pacientes deitados: Nos exames de membros superiores em pacientes que estão em maca ou mesa, é uma boa prática sempre usar o protetor de chumbo, especialmente na região gonadal.

Dedos em PA

Rotina alternativa: Inclua toda a mão na incidência PA dos dedos para a detecção de um possível trauma secundário em outras áreas (ver PA de mão).

- 18 × 24 cm, vertical; menor RI disponível, e faça a colimação de acordo com a área de interesse
- Sem grade
- Protetor de chumbo em caso de múltiplas exposições no mesmo RI.

Posicionamento

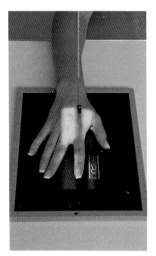

Figura 2.1 PA – segundo dedo.

- Paciente sentado, cotovelo flexionado a 90° com a mão e o antebraço apoiados na mesa radiológica (proteção de chumbo no colo do paciente)
- Mão em pronação, dedos separados
- Centralize e alinhe o eixo longo do(s) dedos(s) afetado(s) à parte do RI a ser exposta.

Raio central: RC perpendicular (⊥), centralizado na articulação IFP (interfalangiana proximal).

DFR: 100 cm.

Colimação: Faça a colimação nos quatro lados da área de interesse e no aspecto distal dos metacarpais.

Faixa de kVp:					55 a 65	
	cm	kVp	mA	Tempo	mAs	DFR	Indicador de exposição
P							
M							
G							

PA oblíqua: dedos

- 18 × 24 cm, vertical; menor RI disponível e faça a colimação de acordo com a área de interesse
- Sem grade
- Protetor de chumbo em caso de múltiplas exposições no mesmo RI.

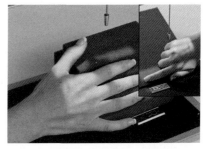

Figura 2.2 PA oblíqua, segundo dígito (paralelo ao RI). *Imagem em detalhe*: DOR minimizada.

Posicionamento

- Paciente sentado, cotovelo flexionado a 90° com a mão e o antebraço apoiados na mesa radiológica (proteção de chumbo no colo do paciente)
- Alinhe os dedos ao eixo longo da parte do RI a ser exposta
- Rode a mão a 45° medial ou lateralmente (dependendo do dedo a ser examinado), deixando-a apoiada em um bloco de apoio de 45°
- Separe os dedos; assegure-se de manter o(s) dedos(s) afetado(s) paralelo(s) ao RI.

Raio central: RC ⊥, centralizado na articulação IFP.

DFR: 100 cm.

Colimação: Faça a colimação nos quatro lados da área dos dedos(s) afetado(s) e no aspecto distal dos metacarpais.

	cm	kVp	mA	Tempo	mAs	DFR	Indicador de exposição
Faixa de kVp:				55 a 65			
P							
M							
G							

PA: dedos

Critérios de avaliação

Anatomia demonstrada
- Da falange distal à porção distal do metacarpo e articulações associadas.

Posicionamento
- Eixo longo do dedo paralelo ao RI com articulações em posição "aberta"
- Sem rotação do dedo, com diáfises de aparência simétrica
- Quantidade de tecido aparentemente igual em cada lado das falanges.

Exposição
- Densidade (brilho) e contraste ideais; nenhum artefato de movimento
- Margens de tecidos moles e trabeculação óssea claramente visíveis.

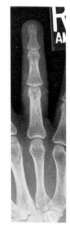

Figura 2.3 PA de um dedo.

PA oblíqua: dedos

Critérios de avaliação

Anatomia demonstrada
- Incidência oblíqua das falanges distal, média e proximal, até a parte distal do metacarpo e articulações associadas.

Posicionamento
- Articulações interfalangianas e metacarpofalangianas (MCF) em posição "aberta"
- Dedo a ser avaliado em incidência oblíqua de 45°
- Ausência de sobreposição entre dedos adjacentes.

Exposição
- Densidade (brilho) e contraste ideais; sem movimento
- Margens de tecidos moles e trabeculação óssea claramente visíveis; sem movimento.

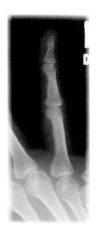

Figura 2.4 PA oblíqua do dígito.

Médio-lateral e lateromedial: dedos

- 18 × 24 cm, vertical; menor RI disponível e faça a colimação de acordo com a área de interesse
- Sem grade
- Protetor de chumbo em caso de múltiplas exposições no mesmo RI.

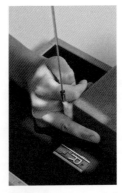

Figura 2.5 Lateromedial do quarto dedo.

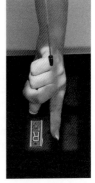

Figura 2.6 Médio-lateral do segundo dedo (dedo paralelo ao RI).

Posicionamento

- Paciente sentado, mão sobre a mesa radiológica com o cotovelo flexionado a 90° e o punho apoiado no RI com os dedos estendidos (proteção de chumbo no colo do paciente)
- Mão em posição lateral, polegar para cima para exame do terceiro ao quinto dedos, polegar para baixo para exame do segundo dedo
- Alinhe e centralize o dedo com o eixo longo do RI e com o RC
- Utilize um bloco de espuma ou outro dispositivo radiolucente para apoiar o dedo e evitar o movimento. Flexione os dedos não afetados.

Raio central: RC $\perp$, centralizado na articulação IFP.

DFR: 100 cm.

Colimação: Faça a colimação nos quatro lados do dedo a ser examinado e no aspecto distal do metacarpo.

	cm	kVp	mA	Tempo	mAs	DFR	Indicador de exposição
P							
M							
G							

Faixa de kVp: 55 a 65

AP: polegar

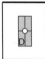

- 18 × 24 cm, vertical; menor RI disponível e faça a colimação de acordo com a área de interesse
- Sem grade
- Protetor de chumbo em caso de múltiplas exposições no mesmo RI.

Posicionamento

- Paciente sentado na extremidade da maca, mão rodada medialmente para posicionar o polegar em supinação, de modo que haja contato direto entre a superfície posterior do polegar e o RI
- Imobilize os outros dedos com fita adesiva para isolar o polegar, se necessário
- Alinhe o polegar com o eixo longo da parte do RI a ser exposta.

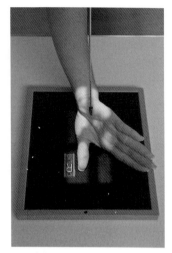

Figura 2.7 AP do polegar – RC na primeira articulação MCF.

Raio central: RC ⊥, centralizado na primeira articulação MCF.
DFR: 100 cm.
Colimação: Faça a colimação próxima à área do polegar (incluir todo o primeiro metacarpo, estendendo-se aos ossos carpais).

Faixa de kVp: 55 a 65

	cm	kVp	mA	Tempo	mAs	DFR	Indicador de exposição
P							
M							
G							

Perfil: dedos

Critérios de avaliação

Anatomia demonstrada
- Incidências laterais (em perfil) das falanges distal, média e proximal; aspecto distal dos metacarpos e articulações associadas visíveis.

Posicionamento
- Perfil absoluto: as articulações estão em posição "aberta" e observa-se a aparência côncava das superfícies anteriores da diáfise das falanges.

Exposição
- Densidade (brilho) e contraste ideais; nenhum artefato de movimento
- Margens de tecidos moles e trabeculação óssea claramente visíveis.

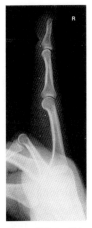

Figura 2.8 Perfil do dedo.

AP: polegar

Critérios de avaliação

Anatomia demonstrada
- Falanges proximal e distal, primeiro metacarpo, trapézio e articulações associadas são visíveis.

Posicionamento
- O eixo longo do polegar deve estar alinhado com a borda lateral do RI
- Ausência de rotação do polegar, com diáfises de aparência simétrica
- A articulação interfalangiana deve aparecer "aberta", indicando que o polegar foi totalmente estendido e que foi usada a localização correta do RC
- O RC e o centro do campo de colimação devem estar na **primeira articulação MCF**.

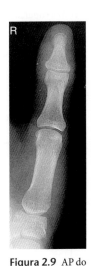

Figura 2.9 AP do polegar.

Exposição
- Densidade (brilho) e contraste ideais; sem movimento
- Margens de tecidos moles e trabeculação óssea claramente visíveis.

PA oblíqua: polegar

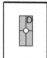

- 18 × 24 cm, vertical; menor RI disponível e faça a colimação de acordo com a área de interesse
- Sem grade
- Protetor de chumbo em caso de múltiplas exposições no mesmo RI.

Posicionamento

- Paciente sentado na extremidade da mesa radiológica, mão apoiada sobre o RI, cotovelo flexionado (proteção de chumbo no colo do paciente)
- Abduza ligeiramente o polegar com a superfície palmar da mão em contato com o RI (esta ação naturalmente coloca o polegar em uma posição oblíqua de 45°)
- Alinhe o eixo longo do polegar com o eixo longo do RI.

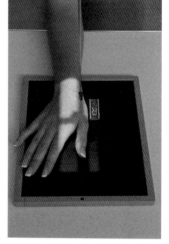

Figura 2.10 PA oblíqua do polegar, RC na primeira articulação MCF.

Raio central: RC ⊥, centralizado na primeira articulação MCF.
DFR: 100 cm.
Colimação: Faça a colimação nos quatro lados do polegar, garantindo que **todo o primeiro metacarpo e o trapézio sejam incluídos**.

Faixa de kVp:					55 a 65	
	cm	kVp	mA	Tempo	mAs	DFR	Indicador de exposição
P							
M							
G							

Perfil: polegar

- 18 × 24 cm, vertical; menor RI disponível e faça a colimação de acordo com a área de interesse
- Sem grade
- Protetor de chumbo em caso de múltiplas exposições no mesmo RI.

Posicionamento

- Paciente sentado na extremidade da mesa radiológica, cotovelo flexionado a 90° com a mão apoiada sobre o RI, com a palma voltada para baixo (proteção de chumbo no colo do paciente)
- Com a mão pronada e o polegar abduzido, com os dedos e a mão ligeiramente arqueados, gire a mão medialmente até que o polegar esteja em perfil absoluto
- Alinhe o polegar com o eixo longo da parte do RI a ser exposta.

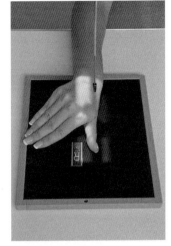

Figura 2.11 Perfil do polegar, RC na primeira articulação MCF.

Raio central: RC ⊥, centralizado na primeira articulação MCF.
DFR: 100 cm.
Colimação: Faça a colimação nos quatro lados do polegar. (Lembre-se de que o primeiro metacarpo e o **trapézio** devem estar no campo de visão.)

	cm	kVp	mA	Tempo	mAs	DFR	Indicador de exposição
P							
M							
G							

Faixa de kVp: 55 a 65

PA oblíqua: polegar

Critérios de avaliação

Anatomia demonstrada

- As falanges distal e proximal, o primeiro metacarpo, o trapézio e as articulações associadas são visualizados em uma posição oblíqua a 45°.

Posicionamento

- O eixo longo do polegar deve estar alinhado com a borda lateral do RI
- As articulações interfalangianas e metacarpofalangianas devem aparecer "abertas", se as falanges estiverem paralelas ao RI e se a localização do RC estiver correta
- O RC e o centro do campo de colimação devem estar na **primeira articulação MCF**.

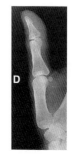

Figura 2.12 PA oblíqua do polegar.

Exposição

- Densidade (brilho) e contraste ideais; nenhum artefato de movimento
- Margens de tecidos moles e trabeculação óssea claramente visíveis.

Perfil: polegar

Critérios de avaliação

Anatomia demonstrada

- As falanges distal e proximal, o primeiro metacarpo, o trapézio (sobreposto) e as articulações associadas são visualizados em perfil.

Posicionamento

- O eixo longo do polegar deve estar alinhado com a borda lateral do RI
- O polegar deve estar posicionado em perfil absoluto
- As articulações interfalangiana e MCF devem aparecer "abertas"
- O RC e o centro do campo de colimação devem estar na **primeira articulação MCF**.

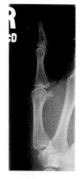

Figura 2.13 Perfil do polegar.

Exposição

- Densidade (brilho) e contraste ideais; nenhum artefato de movimento
- Margens de tecidos moles e trabeculação óssea claramente visíveis.

AP axial: polegar
Método de Roberts modificado

Observação: Esta é uma incidência especial para melhor evidenciar a região da **primeira articulação carpometacarpiana** (CMC).

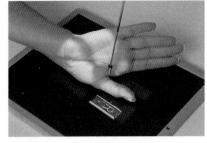

Figura 2.14 AP axial do polegar para exame da primeira articulação carpometacarpiana (RC 15° proximalmente).

- 18 × 24 cm, vertical; menor RI disponível e faça a colimação de acordo com a área de interesse
- Sem grade
- Protetor de chumbo em caso de múltiplas exposições no mesmo RI.

Posicionamento

- Paciente sentado, mão e braço estendidos e braço rodado medialmente até que o aspecto posterior do polegar repouse sobre o RI
- Coloque o polegar no centro do RI, paralelo à borda lateral do RI
- Estenda os dedos.

Raio central: RC angulado em 10° a 15° proximalmente (em direção ao punho), centralizado na primeira articulação CMC; **modificação de Lewis** – RC angulado em 10° a 15° proximalmente à articulação MCF.

DFR: 100 cm.

Colimação: Faça a colimação nos quatro lados da área do polegar e da primeira articulação CMC.

Faixa de kVp:					55 a 65	
	cm	kVp	mA	Tempo	mAs	DFR	Indicador de exposição
P							
M							
G							

PA: mão

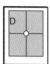

- 18 × 24 cm, vertical; menor RI disponível e faça a colimação de acordo com a área de interesse
- Sem grade.

Posicionamento

- Paciente sentado, mão sobre a mesa radiológica, cotovelo flexionado (proteção de chumbo no colo do paciente)
- Mão em pronação máxima, dígitos levemente afastados
- Alinhe o eixo longo da mão e do antebraço com o eixo longo do RI.

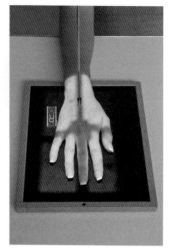

Figura 2.15 PA da mão.

Raio central: RC ⊥, centralizado na terceira articulação MCF.
DFR: 100 cm.
Colimação: Faça a colimação nos quatro lados das margens externas da mão e do punho.

Faixa de kVp:					55 a 65	
	cm	kVp	mA	Tempo	mAs	DFR	Indicador de exposição
P							
M							
G							

AP axial: polegar
Método de Roberts modificado

Critérios de avaliação

Anatomia demonstrada

- A projeção AP do polegar e da primeira articulação CMC são visíveis sem sobreposição
- A base do primeiro metacarpo e o trapézio devem estar bem visíveis.

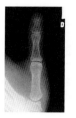

Figura 2.16 AP axial do polegar (Roberts modificado).

Posicionamento

- O eixo longo do polegar deve estar alinhado com a borda lateral do RI
- **Sem rotação**
- As primeiras articulações CMC e MCF devem aparecer "abertas"
- O RC e o centro do campo de colimação devem estar na **primeira articulação CMC**.

Exposição

- Densidade (brilho) e contraste ideais; nenhum artefato de movimento
- Margens de tecidos moles e trabeculação óssea claramente visíveis.

PA: mão

Critérios de avaliação

Anatomia demonstrada

- A projeção PA de toda a mão e punho e cerca de 2,5 cm da parte distal do antebraço são visíveis
- A projeção PA da mão mostra uma incidência oblíqua do polegar.

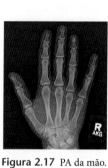

Figura 2.17 PA da mão.

Posicionamento

- Eixo longo da mão e do punho alinhado com o eixo longo do RI
- **Sem rotação** da mão. Os dedos devem estar ligeiramente afastados um do outro, sem sobreposição de tecidos moles
- As articulações MCF e IF devem aparecer "abertas", indicando que o RC foi posicionado corretamente e que a mão estava totalmente pronada
- O RC e o centro do campo de colimação devem estar na **terceira articulação MCF**.

Exposição

- Densidade (brilho) e contraste ideais; nenhum artefato de movimento
- Margens de tecidos moles e trabeculação óssea claramente visíveis.

PA oblíqua: mão

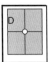

- 24 × 30 cm, vertical; menor RI disponível e faça a colimação de acordo com a área de interesse
- Sem grade.

Posicionamento

- Paciente sentado, mão e antebraço estendidos, cotovelo flexionado (proteção de chumbo no colo do paciente)
- Rode toda a mão e o punho lateralmente em 45°, apoiando-os com uma cunha ou bloco em escada; alinhe a mão e o punho com o RI
- Certifique-se que todos os dedos estejam ligeiramente afastados e paralelos ao RI.

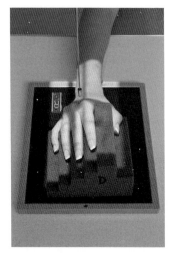

Figura 2.18 PA oblíqua da mão (dígitos paralelos ao RI).

Raio central: RC ⊥, centralizado na terceira articulação MCF.
DFR: 100 cm.
Colimação: Faça a colimação nos quatro lados da mão e do punho.

Faixa de kVp: 55 a 65

	cm	kVp	mA	Tempo	mAs	DFR	Indicador de exposição
P							
M							
G							

Perfil em "leque" e perfil em extensão: mão

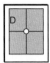

- 24 × 30 cm, vertical; menor RI disponível e faça a colimação de acordo com a área de interesse
- Sem grade
- Acessório – apoio de espuma.

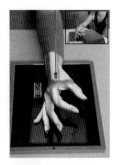

Figura 2.19 Perfil em "leque" da mão (dedos não sobrepostos).

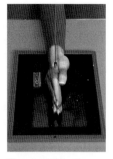

Figura 2.20 Alternativa: perfil em extensão (para detecção de possível corpo estranho e lesão de metacarpo).

Posicionamento

- Paciente sentado, com a mão e o antebraço estendidos (proteção de chumbo no colo do paciente)
- Rode o punho e a mão até uma posição lateral, polegar para cima, dedos separados em posição de "leque" e apoiados em um bloco em escada radiolucente ou em um apoio similar. (Certifique-se que os metacarpos se encontrem em um perfil absoluto.)

Raio central: RC ⊥, centralizado na segunda articulação MCF.
DFR: 100 cm.
Colimação: Faça a colimação nos quatro lados das margens externas da mão e do punho.

Faixa de kVp:					55 a 65	
	cm	kVp	mA	Tempo	mAs	DFR	Indicador de exposição
P							
M							
G							

PA oblíqua: mão

Critérios de avaliação

Anatomia demonstrada

- Projeção oblíqua de toda a mão e punho, cerca de 2,5 cm do antebraço distal são visíveis.

Posicionamento

- O eixo longo da mão e do punho deve estar alinhado com o RI
- A incidência oblíqua de 45° é evidenciada pelo seguinte: a parte média das diáfises dos metacarpos não devem estar sobrepostas; pode haver alguma sobreposição das cabeças distais do terceiro, quarto e quinto metacarpais, mas não deve haver qualquer sobreposição do aspecto distal do segundo e terceiro metacarpos
- As articulações MCF e IF estão em posição "aberta", sem encurtamento das falanges média ou distal
- O RC e o centro do campo de colimação devem estar na terceira articulação MCF.

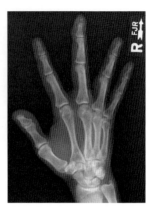

Figura 2.21 PA oblíqua da mão (dedos paralelos).

Exposição

- Densidade (brilho) e contraste ideais; nenhum artefato de movimento
- Margens de tecidos moles e trabeculação óssea nítida claramente visíveis.

Perfil em "leque": mão

Critérios de avaliação

Anatomia demonstrada

- Toda a mão e punho e cerca de 2,5 cm do antebraço distal são visíveis.

Posicionamento

- O eixo longo da mão e do punho deve estar alinhado com o RI
- Os dedos devem aparecer simetricamente afastados, com as falanges em perfil e os espaços articulares em posição "aberta"
- O polegar deve aparecer em posição ligeiramente oblíqua, sem qualquer sobreposição, com espaços articulares em posição "aberta"
- A mão e o punho devem estar em perfil absoluto
- O RC e o centro do campo de colimação devem estar na **segunda articulação MCF**.

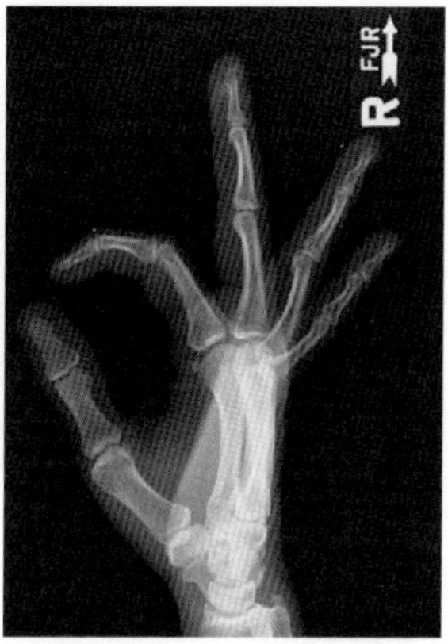

Exposição

- Densidade (brilho) e contraste ideais; nenhum artefato de movimento
- Margens de tecidos moles e trabeculação óssea claramente visíveis.

Figura 2.22 Perfil em "leque" da mão.

AP axial: mão
Método de Brewerton

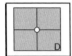

- 24 × 30 cm, vertical; ou 35 × 43 cm, horizontal, exame bilateral; menor RI disponível e faça a colimação de acordo com a área de interesse
- Sem grade.

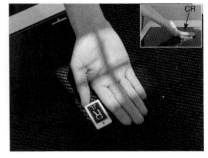

Figura 2.23 AP axial (método de Brewerton).

Posicionamento

- Paciente sentado, com a mão supinada e flexionada
- A partir desta posição, mantendo os dedos em contato com o RI, flexione a mão de modo a formar um ângulo de 65° entre o dorso da mão e o RI
- Estenda os dedos e certifique-se que estão relaxados, ligeiramente separados e paralelos ao RI
- Abduza o polegar para evitar sobreposição.

Raio central: RC angulado a 15° proximalmente, em direção à ulna, direcionado à **terceira articulação MCF**.

DFR: 100 cm.

Colimação: Faça a colimação nos quatro lados das margens externas da mão e do punho.

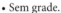

Faixa de kVp:					55 a 65	
cm	kVp	mA	Tempo	mAs	DFR	Indicador de exposição
P						
M						
G						

AP axial: mão
Método de Brewerton

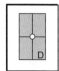

Critérios de avaliação

Anatomia demonstrada

- A mão inteira é visível, da região carpal às pontas dos dedos. Essa incidência se destina à avaliação de sinais precoces de artrite reumatoide nas articulações MCF, IFP e IFD.

Posicionamento

- As articulações da segunda à quinta MCF devem estar "abertas" e visíveis, sem sobreposição dos tecidos moles palmares; polegar livre de sobreposição pelos demais dedos
- As diáfises médias do segundo ao quinto metacarpais e as falanges não devem se sobrepor nem estar rodadas
- O RC e o centro do campo de colimação devem estar na **terceira articulação MCF.**

Exposição

- Densidade (brilho) e contraste ideais; nenhum artefato de movimento
- Margens de tecidos moles e trabeculação óssea com articulações MCF claramente visíveis.

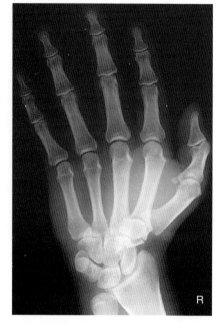

Figura 2.24 AP axial (método de Brewerton). (De Wilson DJ et al.: Musculoskeletal imaging, ed 2, Philadelphia, 2015, Elsevier.)

PA: punho

- 18 × 24 cm, vertical; menor RI disponível e faça a colimação de acordo com a área de interesse
- Sem grade
- Protetor de chumbo em caso de múltiplas exposições no mesmo RI.

Posicionamento

- Paciente sentado, braço sobre a mesa radiológica com a mão e o antebraço estendidos (proteção de chumbo no colo do paciente)
- Abaixe o ombro de modo que as articulações de ombro, cotovelo e punho fiquem no mesmo plano horizontal
- Alinhe e centralize o eixo longo da mão e do punho paralelamente à borda do RI
- Mão pronada, dedos flexionados e mão ligeiramente arqueada de modo a posicionar o punho e a região carpal em contato próximo com o RI.

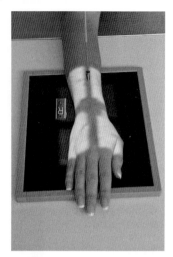

Figura 2.25 PA do punho.

Raio central: RC ⊥, centralizado no meio da região carpal.
DFR: 100 cm.
Colimação: Faça a colimação nos quatro lados do punho.

	cm	kVp	mA	Tempo	mAs	DFR	Indicador de exposição
P							
M							
G							

Faixa de kVp: 55 a 65

PA oblíqua: punho

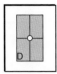

- 18 × 24 cm, vertical; menor RI disponível e faça a colimação de acordo com a área de interesse
- Sem grade
- Protetor de chumbo em caso de múltiplas exposições no mesmo RI.

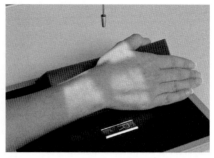

Figura 2.26 PA oblíqua de 45° do punho (com apoio).

Posicionamento

- Paciente sentado, braço sobre a mesa radiológica com a mão e o antebraço estendidos (proteção de chumbo no colo do paciente)
- Alinhe e centralize a mão e o punho com o RI
- Rode a mão e o punho lateralmente até uma posição oblíqua de 45°
- Flexione os dedos para apoiar a mão nesta posição ou use uma cunha de 45°.

Raio central: RC ⊥, centralizado no meio da região carpal.
DFR: 100 cm.
Colimação: Faça a colimação nos quatro lados do punho.

Faixa de kVp:					60 a 70	
cm	kVp	mA	Tempo	mAs	DFR	Indicador de exposição
P						
M						
G						

PA: punho

Critérios de avaliação

Anatomia demonstrada

- Aspecto médio e proximal dos metacarpos; ossos carpais; rádio e ulna distal e articulações associadas; e tecidos moles pertinentes da articulação do punho, como coxins adiposos e faixas de gordura, são visíveis
- Nem todos os espaços intercarpais aparecem em posição "aberta" por causa dos formatos irregulares dos ossos, o que resulta em sobreposição.

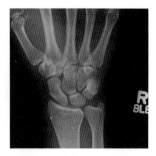

Figura 2.27 PA do punho.

Posicionamento

- A PA absoluta é evidenciada pela simetria da parte proximal dos metacarpos
- Separação do aspecto distal do rádio e da ulna
- O RC e o centro do campo de colimação devem estar no **meio da região carpal**.

Exposição

- Densidade (brilho) e contraste ideais; nenhum artefato de movimento
- Margens de tecidos moles e trabeculação óssea dos ossos carpais claramente visíveis.

PA oblíqua de 45°: punho

Critérios de avaliação

Anatomia demonstrada

- Rádio e ulna distal, ossos carpais e, pelo menos, metade dos metacarpais; articulações do rádio e ulna distal e articulações associadas são visíveis. O trapézio e o escafoide devem ser bem visualizados, com apenas uma leve sobreposição com os outros ossos carpais em seus aspectos mediais.

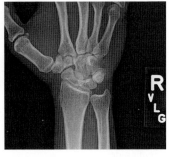

Figura 2.28 PA oblíqua do punho.

Posicionamento

- Eixo longo da mão, do punho e do antebraço alinhado com o RI
- Incidência oblíqua de 45° do punho
- O RC e o centro do campo de colimação devem estar no **meio da região carpal**.

Exposição

- Densidade (brilho) e contraste ideais; nenhum artefato de movimento
- Margens de tecidos moles e trabeculação óssea dos ossos carpais claramente visíveis.

Perfil: punho

- 18 × 24 cm, vertical; menor RI disponível e faça a colimação de acordo com a área de interesse
- Sem grade
- Protetor de chumbo em casos de múltiplas exposições no mesmo RI.

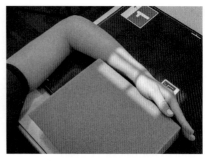

Figura 2.29 Perfil do punho.

Posicionamento

- Paciente sentado, braço e antebraço sobre a mesa radiológica, ombro abaixado de modo a posicionar o úmero, o antebraço e o punho no mesmo plano horizontal (proteção de chumbo no colo do paciente)
- Alinhe a mão e o punho paralelamente à extremidade do RI
- Coloque a mão e o punho em perfil absoluto; se necessário, use um suporte para manter este posicionamento.

Raio central: RC ⊥, centralizado no meio da região carpal.
DFR: 100 cm.
Colimação: Faça a colimação nos quatro lados do punho.

Faixa de kVp:					60 a 70	
	cm	kVp	mA	Tempo	mAs	DFR	Indicador de exposição
P							
M							
G							

Perfil: punho

Critérios de avaliação

Anatomia demonstrada
- Aspecto distal do rádio e da ulna, ossos carpais e pelo menos metade dos metacarpos.

Posicionamento
- O eixo longo da mão, do punho e do antebraço deve estar alinhado com o eixo longo do RI
- Perfil absoluto do punho
- Cabeça da ulna sobreposta ao aspecto distal do rádio
- O RC e o centro do campo de colimação devem estar no **meio da região carpal**.

Exposição
- Densidade (brilho) e contraste ideais; nenhum artefato de movimento
- Margens de tecidos moles e trabeculação óssea dos ossos carpais claramente visíveis
- Observam-se os coxins adiposos do punho e as bordas da ulna distal, vistos através do rádio sobreposto.

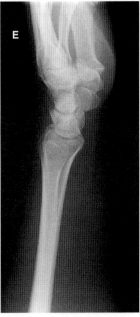

Figura 2.30 Perfil do punho.

PA e PA axial com desvio ulnar: escafoide
Angulação de 10° a 15° e método de Stecher modificado

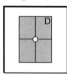

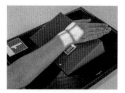

Figura 2.31 Desvio ulnar, RC em ângulo de 10° a 15° em direção ao cotovelo. Raio central perpendicular ao escafoide.

Advertência: em caso de traumatismo de punho, *não* utilize este posicionamento antes de realizar uma série de radiografias de rotina para descartar uma possível fratura do antebraço distal, punho ou ambos.

Observação: Ver o Capítulo 1 na 10ª edição do tratado, que descreve a terminologia usada para descrever o movimento articular.

- 18 × 24 cm, vertical; menor RI disponível e faça a colimação de acordo com a área de interesse
- Sem grade
- Protetor de chumbo em caso de múltiplas exposições no mesmo RI.

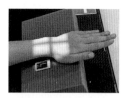

Figura 2.32 Método de Stecher modificado. Elevar a mão em uma espuma de 20°, com RC ⊥ ao RI.

Posicionamento

- Paciente sentado com o punho e a mão no RI, palma da mão para baixo e ombro, cotovelo e punho no mesmo plano horizontal
- A partir da posição PA de punho, desvie um pouco o punho no sentido ulnar, tanto quanto o paciente puder tolerar, sem levantar nem girar o antebraço distal.

Raio central: RC perpendicular ao RI. Outra opção é angular o RC em 10° a 15° proximalmente em direção ao cotovelo, centralizado no escafoide (lado do polegar da região carpal); se a mão for posicionada em uma espuma de 20°, RC ⊥ ao RI.

Observação: Poderá ser necessária uma série de quatro incidências, com RC a 0°, 10°, 20° e 30°.

DFR: 100 cm.

Colimação: Faça a colimação nos quatro lados da região carpal.

PA e PA axial com desvio ulnar: escafoide
Angulação de 10° a 15° e método de Stecher modificado

Faixa de kVp: 55 a 65

	cm	kVp	mA	Tempo	mAs	DFR	Indicador de exposição
P							
M							
G							

Critérios de avaliação

Anatomia demonstrada
- Aspecto distal do rádio e ulna, ossos carpais e área proximal dos metacarpos visíveis; nenhum movimento
- Escafoide claramente visível, não encurtado
- Margens de tecidos moles e trabeculação óssea do escafoide claramente visíveis.

Posicionamento
- O eixo longo do punho e do antebraço deve estar alinhado com a borda lateral do RI
- Desvio ulnar evidente
- Ausência de rotação do punho
- O uso de múltiplos ângulos de RC pode melhorar a visualização desta área.

Exposição
- Densidade (brilho) e contraste ideais; nenhum artefato de movimento
- Margens de tecidos moles e trabeculação óssea do escafoide claramente visíveis.

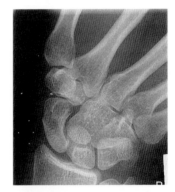

Figura 2.33 Desvio ulnar com RC em angulação de 10° a 15°.

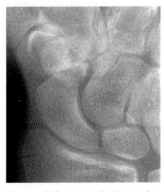

Figura 2.34 Método de Stecher modificado.

PA com desvio radial: punho

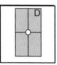

Advertência: Em caso de traumatismo de punho, não utilize este posicionamento antes de realizar uma série de radiografias de rotina para descartar uma possível fratura do antebraço distal ou do punho.

Observação: Ver o Capítulo 1 (pp. 11-14) na 10ª edição do tratado, que descreve a terminologia usada para descrever o movimento articular do punho.

- 18 × 24 cm, vertical; menor RI disponível e faça a colimação de acordo com a área de interesse
- Sem grade
- Protetor de chumbo em caso de múltiplas exposições no mesmo RI.

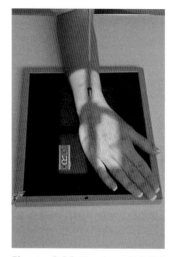

Figura 2.35 Desvio radial, RC perpendicular. (Para mostrar o lado ulnar dos carpais.)

Posicionamento

- Paciente sentado com a mão e o antebraço estendidos. Abaixe o ombro de modo que as articulações de ombro, cotovelo e punho fiquem no mesmo plano horizontal
- A partir da posição PA de punho, gire um pouco o punho em direção ao lado do polegar, tanto quanto o paciente puder tolerar (proteção de chumbo no colo).

Raio central: RC ⊥ ao meio da região carpal.

DFR: 100 cm.

Colimação: Faça a colimação rigorosamente nos quatro lados da região carpal.

PA com desvio radial: punho

Faixa de kVp: 55 a 65

	cm	kVp	mA	Tempo	mAs	DFR	Indicador de exposição
P							
M							
G							

Critérios de avaliação

Anatomia demonstrada
- Aspecto distal do rádio e ulna, ossos carpais e área proximal dos metacarpos visíveis
- Melhor visualização do lado ulnar dos ossos carpais.

Posicionamento
- O eixo longo do punho e do antebraço deve estar alinhado com a borda lateral do RI
- Desvio radial extremo evidente
- Ausência de rotação do punho
- O RC e o centro do campo de colimação devem estar no **meio da região carpal**.

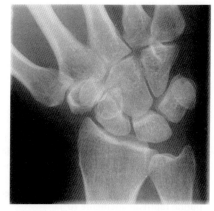

Figura 2.36 PA do punho – desvio radial.

Exposição
- Densidade (brilho) e contraste ideais; nenhum artefato de movimento
- Margens de tecidos moles e trabeculação óssea do aspecto ulnar da região dos ossos carpais claramente visíveis.

Tangencial inferossuperior: punho (túnel do carpo)

Método de Gaynor-Hart

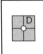

Advertência: Esta posição é algumas vezes chamada de "incidência do túnel do carpo". Em caso de traumatismo de punho, não utilize este posicionamento antes de realizar uma série de radiografias de rotina para descartar uma possível fratura do antebraço distal ou do punho.

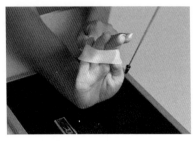

Figura 2.37 Incidência tangencial (método de Gaynor-Hart) (RC de 25° a 30° em relação ao eixo longo da mão).

- 18 × 24 cm, vertical; menor RI disponível e faça a colimação de acordo com a área de interesse
- Sem grade
- Protetor de chumbo em caso de múltiplas exposições no mesmo RI.

Posicionamento

- Paciente sentado, punho e mão sobre o RI, palma para baixo (proteção de chumbo no colo do paciente)
- Alinhe a mão e o punho com o eixo longo do RI
- Hiperestenda o punho tanto quanto o paciente puder tolerar, com o paciente usando a outra mão para segurar os dedos para trás; pode-se usar também fita adesiva
- Com cuidado, rode lateralmente – em direção ao rádio – a mão e o punho (aproximadamente 10°)
- Seja rápido com o exame, pois esse posicionamento pode ser doloroso para o paciente.

Raio central: RC angulado 25 a 30° proximalmente ao eixo longo da face palmar da mão, centralizado aproximadamente 2 a 3 cm distais à base do terceiro metacarpal

DFR: 100 cm

Colimação: Faça a colimação nos quatro lados da região carpal.

Tangencial inferossuperior: punho (túnel do carpo)

Método de Gaynor-Hart

Faixa de kVp: 55 a 65

	cm	kVp	mA	Tempo	mAs	DFR	Indicador de exposição
P							
M							
G							

Critérios de avaliação

Anatomia demonstrada

- Túnel do carpo mostrado em um arranjo arqueado.

Posicionamento

- Osso pisiforme e hâmulo do hamato separados (caso contrário, o punho não se encontra em rotação de 10° em direção ao rádio)
- Capitato, escafoide/trapézio em perfil
- O RC e o centro do campo de colimação devem estar no **ponto médio do túnel do carpo**.

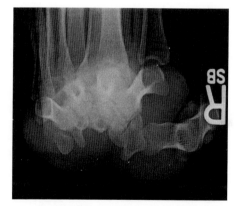

Figura 2.38 Tangencial (Gaynor-Hart).

Exposição

- Densidade (brilho) e contraste ideais; nenhum artefato de movimento
- Margens de tecidos moles e trabeculação óssea do túnel do carpo claramente visíveis.

AP: antebraço

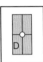

- 35 × 43 cm, vertical; 24 × 30 cm, vertical, para pacientes menores; menor RI disponível e faça a colimação de acordo com a área de interesse
- Sem grade.

Posicionamento

- Paciente sentado, com a mão e o braço estendidos e a mão supinada (proteção de chumbo no colo do paciente)
- Abaixe o ombro de modo a posicionar todo o membro superior no mesmo plano horizontal

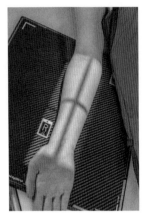

Figura 2.39 AP do antebraço (com inclusão das articulações de cotovelo e punho).

- Alinhe e centralize o antebraço com o eixo longo do RI, garantindo que as articulações do punho e do cotovelo sejam incluídas (use um RI grande, do tamanho necessário para incluir as duas articulações)
- Faça com que o paciente se incline lateralmente conforme necessário para obter uma incidência AP absoluta do antebraço.

Raio central: RC ⊥, centralizado no ponto médio do antebraço.
DFR: 100 cm.
Colimação: Faça a colimação nos quatro lados. Inclua um mínimo de 2,5 cm além das articulações do punho e do cotovelo.

Faixa de kVp:						65 a 75
	cm	kVp	mA	Tempo	mAs	DFR	Indicador de exposição
P							
M							
G							

Lateromedial: antebraço

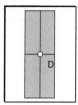

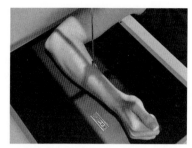

- 35 × 43 cm, vertical; 24 × 30 cm, vertical, para pacientes menores; menor RI disponível e faça a colimação de acordo com a área de interesse
- Sem grade.

Figura 2.40 Perfil do antebraço (com inclusão das articulações de cotovelo e punho).

Posicionamento

- Paciente sentado com o cotovelo flexionado a 90° (proteção de chumbo no colo do paciente)
- Abaixe o ombro de modo a posicionar todo o membro superior no mesmo plano horizontal
- Rode a mão e o punho até uma posição de perfil absoluto (as partes distais do rádio e da ulna devem estar diretamente sobrepostas)
- Certifique-se de incluir as articulações do punho e cotovelo, a menos que contraindicado.

Raio central: RC ⊥, centralizado no ponto médio do antebraço.
DFR: 100 cm.
Colimação: Faça a colimação nos quatro lados. Inclua um mínimo de 2,5 cm além das articulações do punho e do cotovelo.

	cm	kVp	mA	Tempo	mAs	DFR	Indicador de exposição
Faixa de kVp:						65 a 75	
P							
M							
G							

AP: antebraço

Critérios de avaliação

Anatomia demonstrada
- Todo o rádio e a ulna, incluindo no mínimo a fileira proximal dos ossos carpais, o úmero distal e tecidos moles pertinentes, como coxins adiposos e faixas de gordura das articulações do punho e do cotovelo.

Posicionamento
- O eixo longo do antebraço deve estar alinhado com o eixo longo do RI
- Sem rotação do antebraço, conforme evidenciado pela leve sobreposição de rádio e ulna proximais
- Epicôndilos do úmero em perfil
- O RC e o centro do campo de colimação devem estar **aproximadamente no meio do rádio e da ulna**.

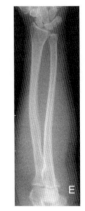

Figura 2.41 AP do antebraço.

Exposição
- Densidade (brilho) e contraste ideais; nenhum artefato de movimento
- Margens de tecidos moles e trabeculação óssea claramente visíveis.

Lateromedial: antebraço

Critérios de avaliação

Anatomia demonstrada
- Todo o rádio e a ulna, a fileira proximal dos ossos do carpo, o cotovelo e a extremidade distal do úmero são visíveis, bem como os tecidos moles pertinentes, como coxins adiposos e faixas de gordura das articulações do punho e do cotovelo.

Posicionamento
- O eixo longo do antebraço deve estar alinhado com o eixo longo do RI
- O cotovelo deve ser flexionado a 90° para o posicionamento em perfil absoluto
- **Sem rotação**, conforme evidenciado pela sobreposição da cabeça da ulna sobre o rádio, e sobreposição dos epicôndilos do úmero
- A cabeça do rádio deve se sobrepor ao processo coronoide, com a tuberosidade do rádio visível
- O RC e o centro do campo de colimação devem estar no **ponto médio do rádio e da ulna**.

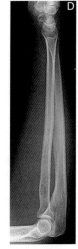

Figura 2.42 Antebraço lateral.

Exposição
- Densidade (brilho) e contraste ideais; nenhum artefato de movimento
- Margens de tecidos moles e trabeculação óssea nítida do túnel do carpo claramente visíveis, além dos coxins adiposos e faixas de gordura das articulações do punho e do cotovelo.

AP: cotovelo
Extensão total e parcial

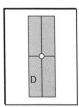

- 24 × 30 cm, vertical; menor RI disponível e faça a colimação de acordo com a área de interesse
- Sem grade.

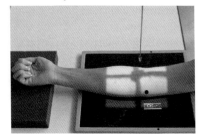

Figura 2.43 AP em extensão total.

Posicionamento

- Paciente sentado, cotovelo estendido e mão supinada (proteção de chumbo no colo do paciente)
- Incline o antebraço lateralmente conforme necessário para uma incidência AP absoluta (palpe os epicôndilos)
- Se o cotovelo não puder ser totalmente estendido, obtenha duas incidências AP (como mostrado nas Figuras 2.44 e 2.45), com o RC perpendicular ao úmero distal em uma e perpendicular ao antebraço proximal em outra.

Figura 2.44 RC ⊥ ao úmero.

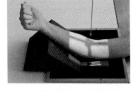

Figura 2.45 RC ⊥ ao antebraço.

Raio central: RC ⊥, centralizado no centro da articulação do cotovelo.
DFR: 100 cm.
Colimação: Faça a colimação nos quatro lados da área de interesse.

Faixa de kVp:					65 a 75	
	cm	kVp	mA	Tempo	mAs	DFR	Indicador de exposição
P							
M							
G							

AP: cotovelo
Extensão total

Critérios de avaliação

Anatomia demonstrada

- Úmero distal, espaço articular do cotovelo e aspecto proximal de rádio e ulna.

Posicionamento

- O eixo longo do braço deve estar alinhado com o eixo longo do RI
- Sem rotação, conforme evidenciado pela ligeira sobreposição entre rádio e ulna proximais
- Epicôndilos do úmero em perfil
- RC e centro do campo de colimação devem estar no meio da articulação do cotovelo.

Exposição

- Densidade (brilho) e contraste ideais; nenhum artefato de movimento
- Margens de tecidos moles e trabeculação óssea do cotovelo claramente visíveis.

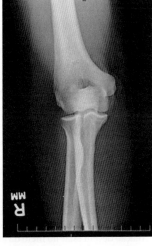

Figura 2.46 AP de cotovelo em extensão total.

AP: cotovelo
Flexão parcial

Critérios de avaliação

Anatomia demonstrada
- Terço distal do úmero; melhor visualizado na incidência com o úmero paralelo ao RI
- Terço proximal do antebraço; melhor visualizado na incidência com o antebraço paralelo ao RI.

Posicionamento
- O eixo longo do braço deve estar alinhado com a borda lateral do RI
- Sem rotação, conforme evidenciado pela ligeira sobreposição entre rádio e ulna proximais
- Epicôndilos do úmero em perfil
- O RC e o centro do campo de colimação devem estar no **meio da articulação do cotovelo**.

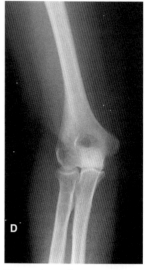

Figura 2.47 Úmero paralelo ao RI.

Exposição
- Densidade (brilho) e contraste ideais; nenhum artefato de movimento
- O úmero distal, incluindo os epicôndilos, é visto com densidade suficiente na incidência com o úmero paralelo ao RI da Figura 2.47
- Na incidência com o antebraço paralelo ao RI, as partes proximais do rádio e da ulna devem estar visíveis a ponto de ser possível visualizar tanto tecidos moles quanto detalhes ósseos (Figura 2.48)
- Tecidos moles e trabeculação óssea claramente visíveis.

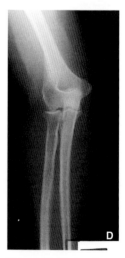

Figura 2.48 Antebraço paralelo ao RI.

AP oblíqua (medial e lateral): cotovelo

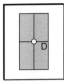

- A incidência **oblíqua medial (interna)** possibilita a melhor visualização do processo coronoide. A incidência **oblíqua lateral (externa)** possibilita a melhor visualização da cabeça e do colo do rádio (incidência oblíqua mais comum)
- 24 × 30 cm, vertical; menor RI disponível e faça a colimação de acordo com a área de interesse
- Sem grade.

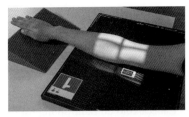

Figura 2.49 Oblíqua medial (interna) (angulação de 45°).

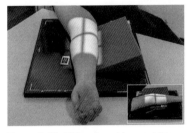

Figura 2.50 Oblíqua lateral (externa) (angulação de 40° a 45°).

Posicionamento

Oblíqua medial
- Cotovelo estendido, mão em pronação
- Palpe os epicôndilos para assegurar a rotação medial a 45°.

Oblíqua lateral: O posicionamento é similar, exceto pela supinação da mão e pela rotação lateral do cotovelo em um ângulo de 40° a 45°. Essa incidência é mais difícil para o paciente; deve-se solicitar que ele incline lateralmente a parte superior do corpo quando necessário.

Raio central: RC ⊥, centralizado no centro da articulação do cotovelo.
DFR: 100 cm.
Colimação: Faça a colimação nos quatro lados da área de interesse.

Faixa de kVp: 65 a 75

	cm	kVp	mA	Tempo	mAs	DFR	Indicador de exposição
P							
M							
G							

AP oblíqua (medial): cotovelo

Critérios de avaliação

Anatomia demonstrada
- Aspecto proximal do rádio e da ulna
- Epicôndilo medial e tróclea.

Posicionamento
- Processo coronoide em perfil
- Cabeça/colo do rádio sobrepostos à ulna.

Exposição
- Densidade (brilho) e contraste ideais
- Margens de tecidos moles e trabeculação óssea claramente visíveis.

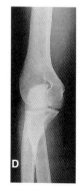

Figura 2.51 Oblíqua medial (interna) do cotovelo.

AP oblíqua (lateral): cotovelo

Critérios de avaliação

Anatomia demonstrada
- Incidência oblíqua da parte distal do úmero e das partes proximais do rádio e da ulna
- Epicôndilo lateral e capítulo.

Posicionamento
- O eixo longo do braço deve estar alinhado com a borda lateral do RI
- A incidência oblíqua lateral correta, a 45°, deve possibilitar a visualização de cabeça, colo e tuberosidade do rádio, sem sobreposição da ulna
- Epicôndilos e capítulo do úmero devem estar em perfil
- O RC e o centro do campo de colimação devem estar no **meio da articulação do cotovelo**.

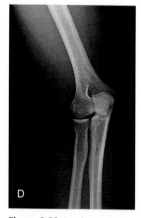

Figura 2.52 Incidência oblíqua lateral (externa) do cotovelo.

Exposição
- Densidade (brilho) e contraste ideais; nenhum artefato de movimento
- Margens de tecidos moles e trabeculação óssea claramente visíveis.

Lateromedial: cotovelo

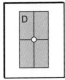

- 24 × 30 cm, vertical; menor RI disponível e faça a colimação de acordo com a área de interesse
- Sem grade.

Posicionamento

- Paciente sentado, cotovelo flexionado a 90°, ombro abaixado tanto quanto o necessário para que antebraço e úmero fiquem totalmente apoiados sobre a mesa radiológica e sobre o RI (proteção de chumbo no colo do paciente)
- Alinhe o eixo longo do antebraço com o eixo longo do RI
- Centralize o cotovelo no RC ou no centro do RI, com o antebraço alinhado paralelamente à extremidade do cassete
- Coloque a mão e o punho em perfil absoluto, com o polegar para cima.

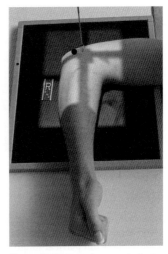

Figura 2.53 Lateral – cotovelo flexionado a 90°.

Raio central: RC ⊥, posicionado no centro da articulação do cotovelo.
DFR: 100 cm.
Colimação: Faça a colimação nos quatro lados.

Faixa de kVp: 65 a 75

	cm	kVp	mA	Tempo	mAs	DFR	Indicador de exposição
P							
M							
G							

Lateromedial: cotovelo

Critérios de avaliação

Anatomia demonstrada

- Visualiza-se uma projeção lateral de rádio e ulna proximais e úmero distal, olécrano e tecidos moles e camadas adiposas da articulação do cotovelo.

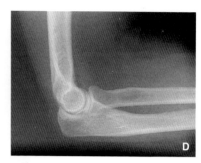

Figura 2.54 Lateromedial do cotovelo.

Posicionamento

- O eixo longo do antebraço deve estar alinhado com o eixo longo do RI, com a articulação do cotovelo flexionada a 90°
- Cerca de metade da cabeça do rádio deve estar sobreposta pelo processo coronoide, e o olécrano deve ser visualizado em perfil
- Deve haver um perfil absoluto, indicado pela presença de três arcos concêntricos formados pelo sulco troclear, cristas duplas do capítulo e da tróclea e incisura troclear da ulna
- Ocorre superposição dos epicôndilos do úmero
- RC e centro do campo de colimação devem estar no **ponto médio da articulação do cotovelo.**

Exposição

- Densidade (brilho) e contraste ideais; nenhum artefato de movimento
- Margens de tecidos moles e trabeculação óssea claramente visíveis, bem como as margens de tecidos moles das camadas de gordura anterior e posterior.

Axial lateromedial e médio-lateral: cotovelo (trauma)

Método de Coyle

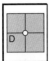

Incidências especiais para visualização da **cabeça do rádio** e do **processo coronoide**.

- 24 × 30 cm, vertical; menor RI disponível e faça a colimação de acordo com a área de interesse
- Sem grade.

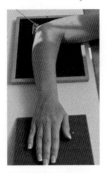

Figura 2.55 Para visualizar a cabeça e o colo do rádio, o cotovelo deve estar flexionado a 90°.

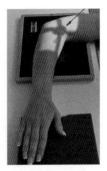

Figura 2.56 Para visualizar o processo coronoide, o cotovelo deve estar flexionado a 80°.

Posicionamento e raio central

Cabeça do rádio
- Paciente sentado ou em decúbito dorsal, se possível com o cotovelo flexionado a **90°**, com a mão em pronação
- Angular o RC a 45° em direção ao ombro e centralizá-lo na cabeça do rádio (o RC deve entrar no centro da articulação do cotovelo).

Processo coronoide
- Cotovelo flexionado a **apenas 80°** a partir da extensão total, com a mão pronada
- Angular o RC a 45° em relação ao ombro, centralizado no meio da articulação do cotovelo.

DFR: 100 cm.

Colimação: Colimar nos quatro lados da área de interesse.

Faixa de kVp:					70 a 80	
	cm	kVp	mA	Tempo	mAs	DFR	Indicador de exposição
P							
M							
G							

Axial lateromedial e médio-lateral: cotovelo (trauma)

Método de Coyle

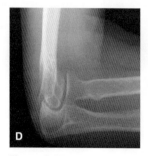 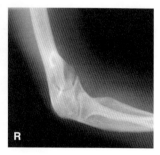

Figura 2.57 Perfil do cotovelo pós-trauma (para visualização de cabeça, colo e capítulo do rádio).

Figura 2.58 Perfil do cotovelo pós-trauma (para visualização de processo coronoide e tróclea).

Critério de avaliação

Anatomia demonstrada e posicionamento – cabeça do rádio (RC a 45° cranial: incidência lateromedial)
- Cabeça, colo e capítulo do rádio projetados longe da ulna proximal; cotovelo flexionado a **90°**.

Anatomia demonstrada e posicionamento – processo coronoide (RC a 45° caudal: incidência médio-lateral)
- Avaliação do processo coronoide e da tróclea
- Processo coronoide em perfil, cotovelo flexionado a **80°** (a flexão além de 80° obscurece o processo coronoide).

Exposição
- Densidade (brilho) e contraste ideais; nenhum artefato de movimento
- Margens de tecidos moles e trabeculação óssea claramente visíveis.

AP: membro superior (pediátrico)

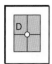

Em caso de trauma, manipular o membro com máxima delicadeza e mínima movimentação. Fazer uma exposição única para descartar a presença de fraturas antes de realizar outras imagens.

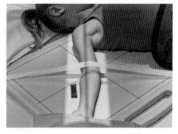

Figura 2.59 AP – membro superior.

- Tamanho do RI determinado por idade e altura do paciente
- Sem grade.

Posicionamento

- Imobilize com faixa elástica translúcida e sacos de areia ou fita adesiva quando necessário
- Posicione o paciente em decúbito dorsal, com o braço abduzido distante do corpo, protetor de chumbo sobre a região pélvica
- Inclua todo o membro, a não ser que haja indicação para exame de uma articulação ou osso específico
- Supine o antebraço e a mão à posição AP (com a mão e os dedos estendidos)
- Peça auxílio dos pais apenas se necessário; forneça luvas e avental de chumbo.

Raio central: RC ⊥, centralizado no meio do membro a ser avaliado.
DFR: 100 cm.
Colimação: Faça a colimação nos quatro lados da área de interesse.

Faixa de kVp:					50 a 60	
	cm	kVp	mA	Tempo	mAs	DFR	Indicador de exposição
P							
M							
G							

Perfil: membro superior (pediátrico)

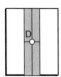

- Tamanho do RI determinado por idade e altura do paciente
- Sem grade.

Posicionamento

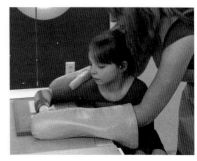

Figura 2.60 Perfil – membro superior.

- Imobilize com faixa elástica translúcida e sacos de areia ou fita adesiva quando necessário
- Posicione em decúbito dorsal, com o braço abduzido distante do corpo, um protetor de chumbo sobre a região pélvica
- Inclua todo o membro, a não ser que haja indicação para exame de uma articulação ou osso específico
- Esteja o paciente em decúbito dorsal ou sentado ereto, aduza o braço e gire o antebraço e o punho à posição lateral
- Peça auxílio dos pais apenas se necessário; forneça luvas e avental de chumbo.

Raio central: RC ⊥, centralizado no meio do membro a ser avaliado.
DFR: 100 cm.
Colimação: Faça a colimação nos quatro lados da área de interesse.

	cm	kVp	mA	Tempo	mAs	DFR	Indicador de exposição
P							
M							
G							

Faixa de kVp: 50 a 60

Capítulo 3

Úmero e Cintura Escapular

Úmero

- AP (R) 73
- Perfil em rotação (R) 74
- Perfil (partes média e distal do úmero), trauma (E) 75
- AP e perfil – análise 76
- Perfil transtorácico, trauma (E) 77
- Perfil transtorácico, proximal – análise 78

Ombro

- AP (rotação lateral e medial) (R) 79
- AP (rotação lateral e medial) – análise 80
- Axial inferossuperior (método de Lawrence) (E)......................81
- Axial inferossuperior (método de Lawrence) – análise 82
- PA axial transaxilar (método de Bernageau) (E) 83
- PA axial transaxilar (método de Bernageau) – análise 84
- Axial inferossuperior (modificação de Clements) (E).........................85
- Axial inferossuperior (modificação de Clements) – análise 86
- AP oblíqua – cavidade glenoidal (método de Grashey) (E).....................87

- AP oblíqua (método de Grashey) – análise 88
- Tangencial – sulco intertubercular (modificação de Fisk) (E) 89
- Tangencial – sulco intertubercular (modificação de Fisk) – análise........................90
- PA oblíqua, trauma (perfil da escápula "em Y" e método de Neer) (E)...........................91
- PA oblíqua, trauma (perfil da escápula "em Y" e método de Neer) – análise 92
- AP – rotação neutra, trauma (E) 93
- Perfil transtorácico, trauma (método de Lawrence) (E)....................94
- Perfil transtorácico, trauma (método de Lawrence) – análise 95
- AP axial oblíqua apical, trauma (método de Garth) (E) 96
- AP axial oblíqua apical, trauma (método de Garth) – análise 97
- AP apical axial (E) 98
- AP apical axial – análise 99

Clavícula

- AP e AP axial (R).................100
- AP e AP axial – análise 101

3

Úmero e Cintura Escapular

71

Articulações acromioclaviculares (AC)

- AP bilateral (método de Pearson, com e sem peso) (E)............102
- AP bilateral (método de Pearson, com e sem peso) – análise..........104

Escápula

- AP (R) 105
- Perfil (ereto e em decúbito) (R).................106
- AP e perfil – análise 107

Importante em incidências de úmero e ombro: Em caso de suspeita de fratura ou luxação, não se deve tentar rodar o membro superior sem a autorização do médico.

(R) Rotina, (E) Especial

AP: úmero

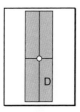

- 35 × 43 cm, vertical para pacientes com baixa estatura
- Grade (caso o úmero tenha menos de 10 cm de espessura, sem grade).

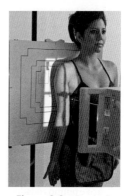

Figura 3.1 AP em decúbito dorsal.

Posicionamento

- O paciente deve estar em pé ou em decúbito dorsal, com o úmero alinhado ao eixo longo do RI (a não ser que seja necessário posicionamento na diagonal para **inclusão das articulações do cotovelo e do ombro**). Coloque o protetor de chumbo sobre as gônadas
- Abduza levemente o braço e supine a mão para uma incidência AP absoluta (epicôndilos paralelos ao RI).

Figura 3.2 AP em pé.

Raio central: RC ⊥ (perpendicular) à metade do úmero.

DFR: 100 cm.

Colimação: Faça a colimação nos lados das extremidades dos tecidos moles do úmero e ombro. (A margem inferior do campo de colimação deve incluir a articulação do cotovelo e aproximadamente 2,5 cm da parte proximal do antebraço.)

Faixa de kVp:						70 a 85
	cm	kVp	mA	Tempo	mAs	DFR	Indicador de exposição
P							
M							
G							

Perfil em rotação: úmero

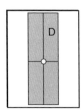
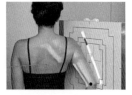

Figura 3.3 Perfil em pé (PA).

Advertência: Não tente rodar o braço em caso de suspeita de fratura ou luxação (ver a página a seguir).

- 35 × 43 cm, vertical
- Grade (caso o úmero tenha menos de 10 cm de espessura, sem grade).

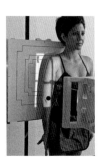

Figura 3.4 Perfil em pé (AP).

Posicionamento (pode ser em pé em AP ou PA ou em decúbito dorsal)

- **Em pé (PA):** Cotovelo flexionado a 90°, paciente angulado de 15° a 20° em relação à PA ou conforme o que for necessário para que o úmero e o ombro fiquem em contato com o suporte do RI (epicôndilos ⊥ ao RI para um perfil absoluto)

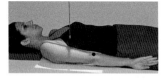

Figura 3.5 Perfil em decúbito dorsal.

- **PA em pé ou em decúbito dorsal:** Cotovelo levemente flexionado, braço e punho rodados medialmente (palma da mão para trás), epicôndilos ⊥ ao RI
- RI centralizado de modo a **incluir as articulações do cotovelo e do ombro**. Proteja as regiões radiossensíveis que não precisem ser avaliadas.

Raio central: RC ⊥ à metade do úmero.
DFR: 100 cm.
Colimação: Faça a colimação nos lados das extremidades dos tecidos moles do úmero, garantindo que sejam incluídas as articulações de ombro e cotovelo.

Faixa de kVp: 70 a 85

	cm	kVp	mA	Tempo	mAs	DFR	Indicador de exposição
P							
M							
G							

Perfil: úmero (trauma)
Partes média e distal do úmero

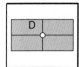

Para avaliar o úmero proximal, ver Perfil transtorácico ou escapular em "Y"

- 30 × 35 cm, horizontal
- Grade (caso o úmero tenha menos de 10 cm de espessura, sem grade).

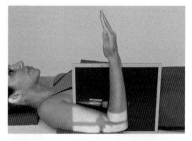

Figura 3.6 Perfil com feixe horizontal, partes média e distal do úmero.

Posicionamento

- Com o paciente deitado, realize a imagem com um feixe horizontal em perfil, colocando um apoio sob o braço
- Levante delicadamente o braço e coloque-o sobre o suporte; rode a mão até uma posição lateral, se possível, para uma incidência do cotovelo em perfil absoluto
- Coloque o RI na vertical entre o braço e o tórax, com sua parte superior na axila (coloque o protetor de chumbo entre o RI e o paciente).

Raio central: RC horizontal e ⊥ ao RI, centralizado no terço distal do úmero

DFR: 100 cm.

Colimação: Faça a colimação às margens dos tecidos moles. Inclua as partes distal e média do úmero, a articulação do cotovelo e o antebraço proximal.

Faixa de kVp:						70 a 85
	cm	kVp	mA	Tempo	mAs	DFR	Indicador de exposição
P							
M							
G							

AP e perfil: úmero

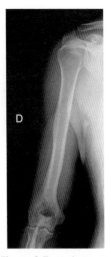 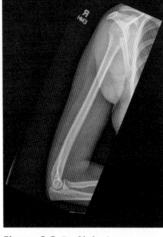

Figura 3.7 AP do úmero. **Figura 3.8** Perfil do úmero com o paciente em pé.

Critérios de avaliação

Anatomia demonstrada

- Incidência AP e perfil de todo o úmero, incluindo as articulações de cotovelo e ombro.

Posicionamento

AP

- Ausência de rotação, epicôndilos mediais e laterais visualizados em perfil, tubérculo maior em perfil lateralmente
- Cabeça do úmero e cavidade glenoidal visíveis.

Perfil

- No perfil absoluto, os epicôndilos estão sobrepostos entre si.

Exposição

- Densidade (brilho) e contraste ideais; nenhum artefato de movimento
- Margens corticais e trabeculação óssea claramente visíveis.

Perfil transtorácico: úmero (trauma)

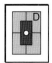

- 35 × 43 cm, vertical
- Grade.

Posicionamento

- O paciente deve estar preferencialmente em posição ereta, ou em decúbito dorsal

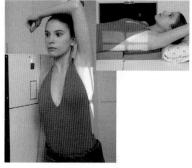

Figura 3.9 Perfil transtorácico.

- O membro afetado deve estar mais próximo do RI, em rotação neutra; abaixe o ombro, se possível
- Levante o braço oposto e coloque a mão sobre o topo da cabeça; eleve o ombro o máximo possível para evitar a sobreposição com o ombro afetado
- Centralize o meio da diáfise do úmero afetado e posicione o centro do RI com o RC, conforme projetado através do tórax
- Certifique-se de que o tórax esteja em perfil absoluto ou com uma leve rotação anterior do ombro não afetado para minimizar a sobreposição do úmero pelas vértebras torácicas.

Raio central: RC ⊥ ao RI através do tórax, no meio da diáfise do úmero afetado.

DFR: 100 cm.

Colimação: Faça a colimação às margens dos tecidos moles – todo o úmero.

Respiração: Recomenda-se a técnica ortostática (respirando). **Em caso de utilização da técnica ortostática (respirando) em perfil: tempo mínimo de exposição de 3 s (preferível entre 4 e 5 s).**

Faixa de kVp:						75 a 90
	cm	kVp	mA	Tempo	mAs	DFR	Indicador de exposição
P							
M							
G							

Perfil transtorácico: úmero proximal

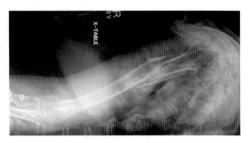

Figura 3.10 Perfil transtorácico em decúbito.

Critérios de avaliação

Anatomia demonstrada: Deve-se ter uma visão lateral de todo o úmero e da articulação do ombro através do tórax, sem sobreposição do úmero oposto.

Posicionamento
- O contorno da diáfise do úmero deve estar claramente visível anteriormente às vértebras torácicas
- Deve-se observar a cabeça do úmero e a cavidade glenoidal.

Exposição
- Densidade (brilho) e contraste ideais
- Costelas sobrepostas e trama pulmonar turva (com técnica respiratória realizada).

AP: ombro
Rotação lateral e medial

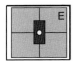

Advertência: não tente rodar o braço se houver suspeita de fratura ou luxação.

- 24 × 30 cm, horizontal (ou vertical para avaliar a porção proximal da clavícula)
- Grade.

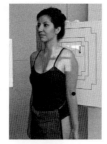

Figura 3.11 Rotação lateral (AP da parte "proximal" do úmero).

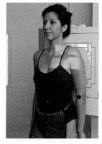

Figura 3.12 Rotação medial (perfil da parte "proximal" do úmero).

Posicionamento

- Ereto (sentado ou em pé) ou em decúbito dorsal, braço em leve abdução
- É necessário rodar ligeiramente o corpo em direção ao lado afetado para colocar o ombro em contato com o RI ou parte superior da mesa radiológica
- Centralize o RI na articulação glenoumeral e no RC.

Rotação externa: Abduza ligeiramente o braço estendido; rode lateralmente o braço (mão supinada) até que os epicôndilos do úmero distal fiquem paralelos ao RI.

Rotação interna: Abduza ligeiramente o braço estendido; rodar medialmente o braço (mão pronada) até que os epicôndilos do úmero distal estejam perpendiculares ao RI.

Raio central: RC ⊥ e direcionado 2,5 cm inferiormente ao processo coracoide.

DFR: 100 cm.

Colimação: Faça a colimação rigorosamente nos quatro lados, com as bordas lateral e superior ajustadas às margens dos tecidos moles.

Respiração: Suspensa durante a exposição.

Faixa de kVp:					70 a 85	
	cm	kVp	mA	Tempo	mAs	DFR	Indicador de exposição
P							
M							
G							

AP: ombro
Rotação lateral e medial

Critérios de avaliação

Anatomia demonstrada

- Úmero proximal e dois terços laterais da clavícula e parte superior da escápula, incluindo a relação da cabeça do úmero com a cavidade glenoidal.

Posicionamento

Rotação externa

- Tubérculo maior visualizado em perfil absoluto lateralmente
- Tubérculo menor sobreposto à cabeça do úmero.

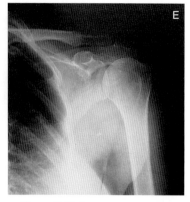

Figura 3.13 Rotação externa – AP.

Rotação interna (incidência em perfil)

- Tubérculo menor visualizado em perfil absoluto medialmente
- Tubérculo maior sobreposto à cabeça do úmero.

Exposição

- Densidade (brilho) e contraste ideais; nenhum artefato de movimento

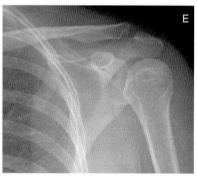

Figura 3.14 Rotação interna – perfil.

- Detalhes de tecidos moles e trabeculação óssea claramente visíveis.

Axial inferossuperior (transaxilar): ombro
Método de Lawrence

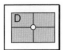

Advertência: Não tente rodar o ombro nem forçar a abdução em caso de suspeita de fratura ou luxação

- 18 × 24 cm, horizontal
- Grade (caso o ombro tenha menos de 10 cm, sem grade).

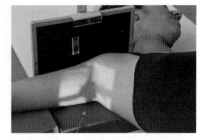

Figura 3.15 Axial inferossuperior (método de Lawrence).

Posicionamento

- Posicione o paciente em decúbito dorsal com o ombro elevado em aproximadamente 5 cm da mesa radiológica, colocando um apoio sob o braço e o ombro para centralizar o membro com o RI, virando a cabeça para o lado oposto ao RI
- O braço deve estar abduzido a 90° do corpo, se possível
- Rode lateralmente o braço, com a mão supinada.

Observação: Um **posicionamento alternativo** consiste no uso da rotação **lateral** exagerada, com o polegar apontando para baixo e posteriormente em aproximadamente 45°. Antes, recomenda-se descartar fratura de Hills-Sachs.

Raio central: RC horizontal, direcionado medialmente à axila e à cabeça do úmero em um ângulo de 25° a 30°; use um ângulo menor se o braço não estiver em abdução de 90° (coloque o tubo próximo à mesa radiológica ou maca, na mesma altura da axila).

DFR: 100 cm.

Colimação: Faça a colimação rigorosamente nos quatro lados.

Respiração: Suspensa durante a exposição.

Faixa de kVp:					70 a 85	
	cm	kVp	mA	Tempo	mAs	DFR	Indicador de exposição
P							
M							
G							

Axial inferossuperior (transaxilar): ombro
Método de Lawrence

Critérios de avaliação

Anatomia demonstrada

- Vista lateral da relação entre o úmero proximal e a cavidade glenoumeral
- Vista em perfil do processo coracoide da escápula e do tubérculo menor do úmero
- Visualiza-se a espinha da escápula inferiormente à articulação glenoumeral.

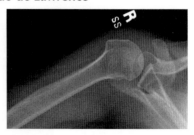

Figura 3.16 Axial inferossuperior (método de Lawrence).

Posicionamento

- Membro afetado em abdução de aproximadamente 90°.

Exposição

- Densidade (brilho) e contraste ideais; nenhum artefato de movimento
- Margens de tecidos moles e trabeculação óssea claramente visíveis.

PA axial transaxilar: ombro (ausência de trauma)

Método de Bernageau

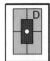

Advertência: *Não* tente rodar, forçar a extensão, nem abduzir o ombro em caso de suspeita de fratura ou luxação.

- 18 × 24 cm ou 24 × 30 cm, vertical
- Grade (caso o ombro tenha menos de 10 cm, sem grade).

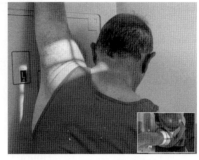

Figura 3.17 PA transaxilar (método de Bernageau).

Posicionamento

- Paciente em decúbito ou posição PA ereta
- O paciente é posicionado a 60° a 70° da posição PA, rodando o corpo em direção ao lado afetado. O braço afetado é elevado superiormente a uma flexão de 160° a 180°
- A cabeça é voltada para longe do braço afetado.

Raio central: o RC é direcionado 30° caudalmente e centralizado no nível da espinha da escápula para passar através da articulação glenoumeral.

DFR: 100 cm.

Colimação: Faça a colimação rigorosamente nos quatro lados.

Respiração: Suspensa durante a exposição.

	cm	kVp	mA	Tempo	mAs	DFR	Indicador de exposição
P							
M							
G							

Faixa de kVp: 70 a 85

PA axial transaxilar: ombro
(ausência de trauma)
Método de Bernageau

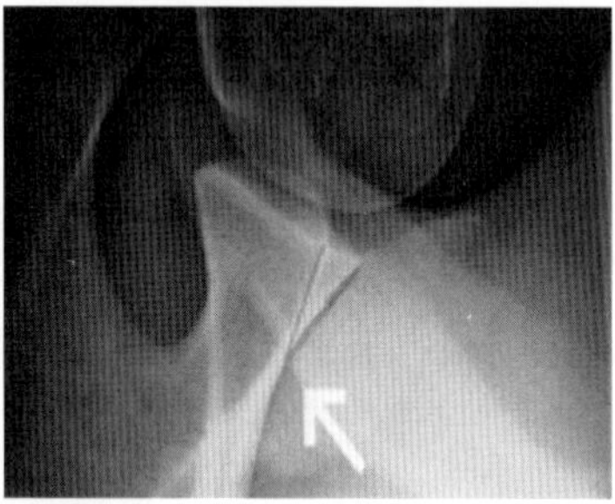

Critérios de avaliação

Anatomia demonstrada

- Vista lateral da relação entre o úmero proximal e a cavidade glenoumeral
- Pode evidenciar lesões de Bankart na cavidade glenoidal.

Posicionamento

- Visualização da extremidade do processo coracoide da escápula
- Elevação completa do braço a ser avaliado.

Exposição

- Densidade (brilho) e contraste ideais; nenhum artefato de movimento
- Margens de tecidos moles e trabeculação óssea claramente visíveis
- Margens ósseas do acrômio e do processo coracoide são visíveis através da cabeça do úmero.

Figura 3.18 PA transaxilar (método de Bernageau). (Extraída de Pansard E et al. Reliability and validity assessment of a glenoid bone loss measurement using the Bernageau profile view in chronic anterior shoulder instability. *Journal of Shoulder and Elbow Surgery* 22(9): 1193-1198.)

Axial inferossuperior: ombro (ausência de trauma)

Modificação de Clements

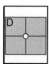

Advertência: *Não* tente rodar nem forçar a abdução do ombro em caso de suspeita de fratura ou luxação.

- 18 × 24 cm, vertical
- Sem grade.

Posicionamento

- Paciente em decúbito lateral sobre o lado não afetado
- Braço a ser avaliado elevado
- Abduza o braço a 90°, se possível.

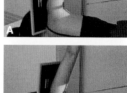
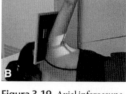

Figura 3.19 Axial inferossuperior (modificação de Clements).

Raio central: Direcione o RC horizontal perpendicularmente ao RI (angule o tubo de 5° a 15° em direção à axila se o paciente não for capaz de abduzir o braço a 90°).

DFR: 100 cm.

Colimação: Faça a colimação rigorosamente nos quatro lados.

Respiração: Suspensa durante a exposição.

	cm	kVp	mA	Tempo	mAs	DFR	Indicador de exposição
Faixa de kVp:					70 a 85		
P							
M							
G							

Axial inferossuperior: ombro
Modificação de Clements

Critérios de avaliação

Anatomia demonstrada
- Vista lateral da relação entre o úmero proximal e a cavidade glenoumeral.

Posicionamento
- Braço abduzido a 90°.

Exposição
- Densidade (brilho) e contraste ideais; nenhum artefato de movimento
- Margens de tecidos moles e trabeculação óssea claramente visíveis
- Margens ósseas do acrômio e da parte distal da clavícula são visíveis através da cabeça do úmero.

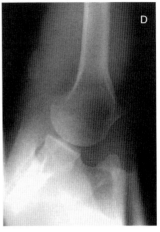

Figura 3.20 Axial inferossuperior (modificação de Clements). (De Frank ED, Long BW, Smith BJ: *Merrill's atlas of radiographic positioning and procedures*, ed 11, St. Louis, 2007, Mosby.)

AP oblíqua – cavidade glenoidal: ombro
Método de Grashey

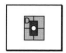

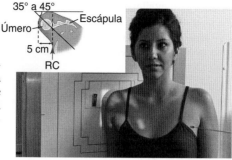

Esta é uma incidência especial para visualizar a cavidade glenoidal em perfil com o espaço articular "aberto".

- 18 × 24 cm ou 24 × 30 cm, horizontal
- Grade.

Figura 3.21 AP oblíqua – método de Grashey.

Posicionamento

- O paciente deve estar preferencialmente em posição ereta, ou em decúbito dorsal
- Incline o corpo de 35° a 45° em direção ao lado afetado (o corpo da escápula deve estar paralelo ao RI), com a mão e o braço em rotação neutra
- Centralize o meio da articulação glenoumeral e o RI com o RC: 5 cm acima do ombro e o lado do RI fica a aproximadamente 5 cm da borda lateral do úmero
- Abduza ligeiramente o braço, com o braço em flexão e rotação neutra.

Raio central
- RC ⊥ à articulação glenoumeral, aproximadamente 5 cm inferior e 5 cm medial à borda superolateral do ombro.

DFR: 100 cm.

Colimação: Faça a colimação de modo que as bordas superior e lateral do campo coincidam com as margens dos tecidos moles.

Respiração: Suspensa durante a exposição.

Faixa de kVp:					70 a 85	
	cm	kVp	mA	Tempo	mAs	DFR	Indicador de exposição
P							
M							
G							

AP oblíqua: ombro
Método de Grashey

Critérios de avaliação

Anatomia demonstrada

- Visualização da cavidade glenoidal em perfil, sem sobreposição da cabeça do úmero.

Posicionamento

- O espaço articular glenoumeral está em uma posição "aberta"
- Sobreposição das bordas anterior e posterior da cavidade glenoidal.

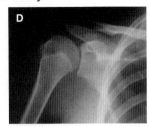

Figura 3.22 AP oblíqua – método de Grashey.

Exposição

- Densidade (brilho) e contraste ideais; nenhum artefato de movimento
- Margens de tecidos moles e trabeculação óssea claramente visíveis.

Tangencial – sulco intertubercular: ombro
Modificação de Fisk

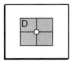

- 18 × 24 cm ou 24 × 30 cm, horizontal
- Sem grade.

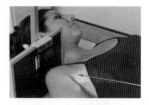

Figura 3.23 Incidência tangencial inferossuperior em decúbito dorsal (RC a 15° a 20° da horizontal).

Posicionamento

- Decúbito dorsal ou ereto. Palpe o aspecto anterior da cabeça do úmero para localizar o sulco intertubercular.

Sentado (modificação de Fisk): Paciente em pé, reclinado sobre a extremidade da mesa de modo a posicionar o úmero a 10° a 15° da vertical, RC vertical, ⊥ ao RI; mão supinada segurando o RI, cabeça virada para longe do lado afetado (protetor de chumbo colocado entre a parte de trás do RI e o antebraço).

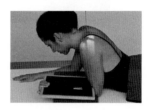

Figura 3.24 Incidência tangencial superoinferior com o paciente em posição ereta (úmero a 15° a 20° da vertical, RC ⊥ ao RI).

Decúbito dorsal
- Abduza ligeiramente o braço, com a mão supinada
- RI vertical colocado na mesa contra o topo do ombro e contra o pescoço (cabeça virada para longe do lado afetado)
- RC 10° a 15° posterior em relação à horizontal, direcionado ao sulco intertubercular na metade da margem anterior da cabeça do úmero.

DFR: 100 cm.

Colimação: Faça a colimação rigorosamente nos quatro lados da área anterior da cabeça do úmero.

Respiração: Suspensa durante a exposição.

	cm	kVp	mA	Tempo	mAs	DFR	Indicador de exposição
P							
M							
G							

Faixa de kVp: 70 a 80

Tangencial – sulco intertubercular: ombro
Modificação de Fisk

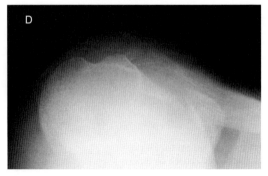

Figura 3.25 Incidência tangencial com o paciente em posição ereta (sulco intertubercular).

Critérios de avaliação

Anatomia demonstrada
- Vista em perfil dos tubérculos do úmero e do sulco intertubercular.

Posicionamento
- Sulco intertubercular e tubérculos em perfil
- Ausência de sobreposição com o acrômio.

Exposição
- Densidade (brilho) e contraste ideais; nenhum artefato de movimento
- Margens de tecidos moles e trabeculação óssea nítida do sulco intertubercular claramente visíveis através dos tecidos moles.

PA oblíqua: ombro (trauma)
Perfil da escápula "em Y" e método de Neer

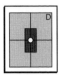

Advertência: *Não* tente rodar o ombro em caso de suspeita de fratura ou luxação.

- 18 × 24 cm, vertical
- Grade.

Posicionamento

- O paciente deve estar preferencialmente em posição ereta, ou em decúbito dorsal
- Com o paciente em PA, rodar o ombro a ser avaliado em angulação oblíqua posterior de 45° a 60°, como usado na radiografia da escápula em perfil (corpo da escápula perpendicular ao RI)
- O membro não afetado deve ser posicionado para cima e na frente do paciente; o membro afetado deve ser posicionado para baixo (**não movimentar se houver suspeita de fratura ou luxação**)
- Centralize a articulação glenoumeral e o RC.

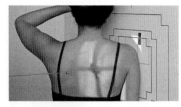

Figura 3.26 PA oblíqua (perfil da escápula "em Y") com RC ⊥.

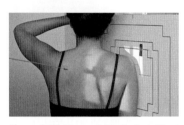

Figura 3.27 Tangencial (método de Neer) com RC em angulação caudal de 10° a 15°.

Raio central: RC ⊥ à articulação glenoumeral.
Método de Neer: Angule o RC de 10° a 15° no sentido caudal para melhor evidenciar o espaço acromioumeral (trajeto do supraespinhoso), com o RC em direção à margem superior da cabeça do úmero.
DFR: 100 cm.
Colimação: Faça a colimação rigorosamente nos quatro lados da área de interesse.
Respiração: Suspensa durante a exposição.

Faixa de kVp:					70 a 85	
	cm	kVp	mA	Tempo	mAs	DFR	Indicador de exposição
P							
M							
G							

PA oblíqua: ombro (trauma)
Perfil da escápula "em Y" e método de Neer

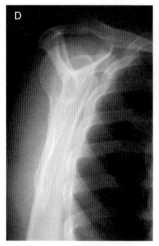
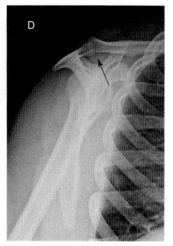

Figura 3.28 PA oblíqua (lateral da escápula "em Y") sem luxação.

Figura 3.29 Incidência tangencial (método de Neer).

Critérios de avaliação

Anatomia demonstrada

- **"Em Y" da escápula:** Visualização do perfil absoluto da escápula, do úmero proximal e da articulação glenoumeral
- **Método de Neer:** Região de passagem do supraespinhoso.

Posicionamento

- **"Em Y" da escápula:** O acrômio e o processo coracoide devem constituir partes praticamente simétricas do "Y"
  - A cabeça do úmero deve aparecer sobreposta à base do "Y" se o úmero não estiver luxado
  - O fino corpo da escápula é visto em perfil, sem sobreposição de costelas. O membro superior não é elevado nem movido em caso de possível fratura ou luxação
- **Método de Neer:** O fino corpo da escápula é visto em perfil; cabeça do úmero abaixo do trajeto do supraespinhoso (*seta*).

Exposição

- Densidade (brilho) e contraste ideais; nenhum artefato de movimento. Visualizam-se bordas ósseas nítidas e o contorno do corpo da escápula através do úmero proximal.

AP – rotação neutra: ombro (trauma)

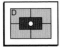

Advertência: *Não* tente rodar o ombro em caso de suspeita de fratura ou luxação. Realize o exame em rotação neutra, o que geralmente coloca o úmero em uma posição oblíqua.

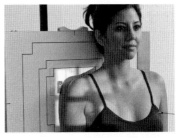

Figura 3.30 AP – rotação neutra.

- 24 × 30 cm, horizontal (ou vertical para evidenciar a maior parte do úmero, caso a lesão inclua a metade proximal deste osso)
- Grade.

Posicionamento

- O paciente deve estar ereto (sentado ou em pé) ou em decúbito dorsal, com o braço ligeiramente abduzido
- Rode o corpo levemente em direção ao lado afetado, se necessário, de modo a colocar o ombro em contato com o RI ou a mesa radiológica
- Posicione o paciente de modo a centralizar a articulação glenoumeral com o RI
- Coloque o braço do paciente na lateral do corpo, em rotação neutra, deixando-o como ele parar. (Os epicôndilos geralmente estão aproximadamente a 45° com o plano do RI.).

Raio central: RC ⊥, direcionado ao **meio da articulação glenoumeral**, que está aproximadamente 2 cm inferior e ligeiramente lateral ao processo coracoide.
DFR: 100 cm.
Colimação: Faça a colimação nos quatro lados da área de interesse, com as bordas lateral e superior ajustadas às margens dos tecidos moles.
Respiração: Suspensa durante a exposição.

Faixa de kVp:						70 a 85
	cm	kVp	mA	Tempo	mAs	DFR	Indicador de exposição
P							
M							
G							

Perfil transtorácico: ombro (trauma)
Método de Lawrence

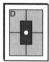

- 24 × 30 cm, vertical
- Grade
- Prefere-se a técnica ortostática (respirando) se o paciente for capaz de cooperar.

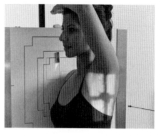

Figura 3.31 Perfil transtorácico com o paciente em posição ereta.

Posicionamento

- O paciente deve estar preferencialmente ereto ou em decúbito dorsal, braço afetado contra o RI, braço na lateral em posição neutra
- Coloque o paciente de lado, com o lado a ser avaliado contra o RI
- Levante o braço não afetado acima da cabeça **ou** angule o RC de 10° a 15° cefalicamente para evitar a sobreposição do ombro não afetado
- Certifique-se que o tórax esteja em uma posição de perfil absoluto, ou em leve rotação anterior do ombro não afetado.

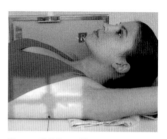

Figura 3.32 Perfil transtorácico em decúbito dorsal.

Raio central: RC ⊥, através do tórax até na altura do colo cirúrgico do membro a ser avaliado.

DFR: 100 cm.

Colimação: Faça a colimação nos quatro lados da área de interesse.

Respiração: Capture a imagem durante a inspiração máxima; prefere-se o uso da técnica ortostática (respiratória).

Faixa de kVp:					70 a 80	
	cm	kVp	mA	Tempo	mAs	DFR	Indicador de exposição
P							
M							
G							

Perfil transtorácico: ombro (trauma)
Método de Lawrence

Critérios de avaliação

Anatomia demonstrada
- Vista lateral do úmero proximal e da articulação glenoumeral.

Posicionamento
- A diáfise do úmero proximal deve estar claramente visível
- Visualização da cabeça do úmero e da cavidade glenoidal.

Exposição
- Densidade (brilho) e contraste ideais; nenhum artefato de movimento do úmero durante a exposição
- As costelas e os pulmões encontram-se "borrados" em função da respiração, mas o contorno ósseo do úmero deve estar nítido.

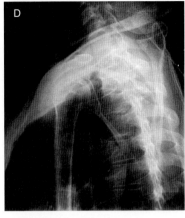

Figura 3.33 Perfil transtorácico ereto.

AP axial oblíqua apical: ombro (trauma)
Método de Garth

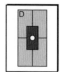

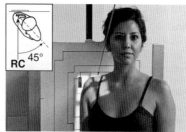

Incidência ideal para a avaliação de traumas agudos de ombro, pois evidencia luxações, fraturas da cavidade glenoidal e fraturas de Hill-Sachs.

Figura 3.34 AP oblíqua apical ereta (45° de inclinação posterior, RC em angulação caudal de 45°).

- 24 × 30 cm, horizontal
- Grade.

Posicionamento

- Preferencialmente ereto; em decúbito se necessário
- Gire o corpo 45° em direção ao lado afetado (superfície posterior do ombro afetado contra o RI)
- Ajuste o RI de modo que o ângulo de 45° do RC projete a articulação glenoumeral ao centro do RI
- Flexione o cotovelo afetado e coloque-o sobre o tórax ou, em caso de trauma, deixe o braço ao lado na posição em que estiver.

Raio central: RC em angulação caudal de 45°, centrado na articulação glenoumeral. Dica: o RC entra logo abaixo do processo coracoide.
DFR: 100 cm.
Colimação: Faça a colimação nos quatro lados da área de interesse.
Respiração: Suspensa durante a exposição.

Faixa de kVp:					70 a 85	
	cm	kVp	mA	Tempo	mAs	DFR	Indicador de exposição
P							
M							
G							

AP axial oblíqua apical: ombro (trauma)
Método de Garth

Critérios de avaliação

Anatomia demonstrada
- Cabeça do úmero, cavidade glenoidal, colo e cabeça da escápula sem sobreposição.

Posicionamento
- O processo coracoide projeta-se sobre parte da cabeça do úmero, que parece alongada
- O acrômio e a articulação AC projetam-se acima da cabeça do úmero.

Exposição
- Densidade (brilho) e contraste ideais; nenhum artefato de movimento
- Detalhes de tecidos moles e trabeculação óssea claramente visíveis; nenhum movimento.

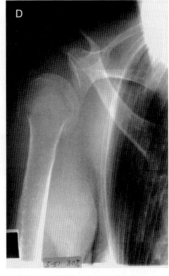

Figura 3.35 AP apical oblíqua.

AP apical axial: ombro

Mostra estreitamentos do espaço acromioumeral e uma possível formação de osteófito no aspecto anteroinferior do acrômio.

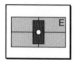

- 18 × 24 cm ou 24 × 30 cm, horizontal
- Grade.

Posicionamento

- O paciente deve estar preferencialmente em posição ereta, ou em decúbito dorsal

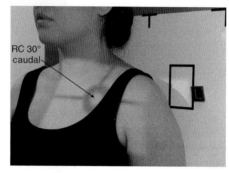

Figura 3.36 AP apical axial com o paciente em posição ereta (RC em angulação caudal de 30°).

- Centralize a parte média da articulação glenoumeral ao RC e ao centro do RI
- Ajuste o RI de maneira que o topo do RI fique aproximadamente 2,5 cm acima do ombro e a lateral do RI esteja a cerca de 5 cm da borda lateral do úmero.

Raio central: Angule o RC a 30° caudal, entrando 1,25 cm acima do **processo coracoide**.
DFR: 100 cm.
Colimação: Faça a colimação nas margens dos tecidos moles do ombro.
Respiração: Exponha depois de suspender a respiração.

Faixa de kVp:					70 a 85	
	cm	kVp	mA	Tempo	mAs	DFR	Indicador de exposição
P							
M							
G							

AP apical axial: ombro

Critérios de avaliação

Anatomia demonstrada
- O aspecto anteroinferior do acrômio e o espaço articular acromioumeral mostram-se "abertos"
- O úmero proximal projeta-se em rotação neutra.

Posicionamento
- O espaço acromioumeral está mais "aberto" em comparação com a incidência AP de rotina do ombro
- Evidencia-se o aspecto anteroinferior do acrômio.

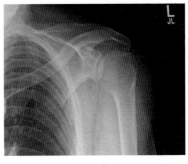

Figura 3.37 AP apical axial.

Exposição
- Densidade (brilho) e contraste ideais; nenhum artefato de movimento
- Margens de tecidos moles e trabeculação óssea claramente visíveis.

AP e AP axial: clavícula

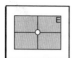

- 24 × 30 cm, horizontal
- Grade.

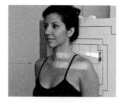

Figura 3.38 AP, 0°.

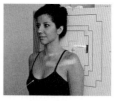

Figura 3.39 AP axial, angulação cefálica de 15° a 30°.

Posicionamento

- Paciente preferencialmente ereto ou em decúbito. O aspecto posterior do ombro deve estar em contato com o RI ou com a mesa radiológica, sem rotação do corpo
- Centralize a clavícula e o RI com o RC (a meia distância entre a incisura jugular medialmente e a porção lateral na articulação AC acima do ombro).

Raio central: RC no meio da clavícula.

AP: RC ⊥ ao meio da clavícula.

AP axial: angulação cefálica de 15° a 30° em relação ao meio da clavícula* (ombros finos requerem 5° a 15° a mais do que ombros largos).

Observação: Os procedimentos de rotina dos serviços podem incluir uma incidência AP a 0° ou AP axial, ou ambas.

DFR: 100 cm.

Colimação: Faça a colimação com a área da clavícula (assegure-se de incluir as articulações AC e esternoclavicular).

Respiração: Suspenda a respiração no final da inspiração.

---

*Pode-se realizar a posição AP lordótica em vez de angular o RC para a AP axial.

Faixa de kVp:					70 a 85	
	cm	kVp	mA	Tempo	mAs	DFR	Indicador de exposição
P							
M							
G							

AP e AP axial: clavícula

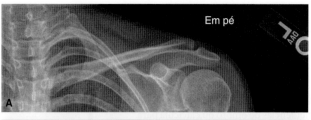

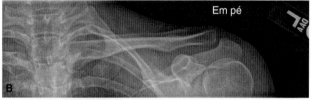

Figura 3.40 AP (A) e AP axial (B).

Critérios de avaliação

Anatomia demonstrada

- **AP 0°:** Toda a clavícula, incluindo as articulações AC e EC (esternoclavicular) e o acrômio
- **AP axial:** Toda a clavícula, incluindo as articulações AC e EC e o acrômio acima da escápula e das costelas.

Posicionamento

- **AP 0°:** Toda a clavícula, da articulação AC à articulação EC
- **AP axial:** Clavícula projetada acima da escápula, segunda e terceira costelas. Apenas o aspecto medial da clavícula fica sobreposto pela primeira e segunda costelas.

Exposição

- Densidade (brilho) e contraste ideais; nenhum artefato de movimento
- Detalhes de tecidos moles e trabeculação óssea claramente visíveis.

AP (bilateral): articulações acromioclaviculares (AC)

Método de Pearson, com e sem peso

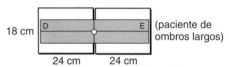

Advertência: Deve-se realizar primeiro incidências de ombro ou clavícula para descartar fraturas. Alternativamente, esse exame pode ser feito primeiro sem peso; depois de verificado o resultado, pode-se fazer a versão com peso.

- 35 × 43 cm horizontal; ou dois de 24 × 30 cm, horizontal, para exposições unilaterais
- Para pacientes de ombros largos, **dois RI horizontais de 18 × 24 cm**, dispostos lado a lado e expostos simultaneamente de modo a incluir ambas as articulações AC em uma única exposição
- Grade (para ombro menor que 10 cm, sem grade)
- Marcadores "com peso" e "sem peso".

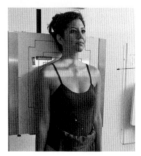

Figura 3.41 Bilateral com pesos.

Posicionamento

- O paciente deve estar ereto e preferencialmente em pé, ou sentado
- Ombros posteriores contra o RI, com descarga de peso simétrica sobre os pés; braços na lateral do corpo; ombros ou pelve não rodados; e olhando para a frente (o exame pode ser realizado sentado se a condição do paciente exigir)
- Realizam-se **dois conjuntos** de imagens das duas articulações AC na mesma posição, um **sem peso** e outro **sob estresse, com peso** (mínimo de 3,6 a 4,5 kg; 2,3 a 3,6 kg para pacientes menores). Centralize a linha média do RI com o RC (o topo do RI deve estar aproximadamente 5 cm acima dos ombros).

Raio central:

- RC ⊥ ao ponto médio entre as articulações AC, 2,5 cm acima da incisura jugular
- Exame unilateral: RC centralizado 2,5 cm abaixo da articulação AC avaliada.

DFR: 100 cm; recomendam-se 180 cm para exames bilaterais com um único RI.

Colimação: Campo de exposição horizontal longo e estreito; a borda superior deve estar nas margens superiores dos tecidos moles do ombro.
Respiração: Suspensa durante a exposição.
Projeção AP axial alternativa (método de Alexander): Uma angulação cefálica de 15° centralizada na altura da articulação AC para descartar subluxação ou luxação da articulação AC.
Projeção AP axial alternativa (método de Zanca): Uma angulação cefálica de 10° a 15° centralizada na altura da articulação AC a ser avaliada, que projeta a articulação AC superiormente ao acrômio, proporcionando uma visualização ideal. O método de Zanca também usa 50% menos quilovoltagem do que uma exposição glenoumeral convencional, possibilitando melhor visualização dos tecidos moles e detalhes da articulação AC. Pode-se optar por esta incidência em caso de suspeita de subluxação ou luxação da articulação AC, bem como em caso de doenças de tecidos moles.

Faixa de kVp:	70 a 85 (recomenda-se o uso de grade para ombros maiores)					
	cm	kVp	mA	Tempo	mAs	DFR	Indicador de exposição
P							
M							
G							

AP (bilateral): articulações acromioclaviculares (AC)

Método de Pearson, com e sem peso

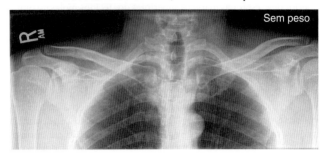

Figura 3.42 Articulações acromioclaviculares em AP sem peso.

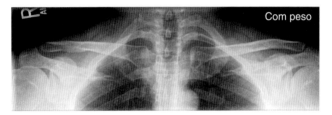

Figura 3.43 Articulações acromioclaviculares em AP com peso.

Critério de avaliação

Anatomia demonstrada
- Inclui ambas as articulações AC, as duas clavículas inteiras e as articulações EC.

Posicionamento
- As duas articulações AC estão no mesmo plano horizontal
- Sem rotação, articulações EC simétricas.

Exposição
- Densidade (brilho) e contraste ideais; nenhum artefato de movimento
- Margens ósseas e trabeculação óssea claramente visíveis.

AP: escápula

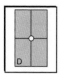

- 24 × 30 cm, vertical
- Grade.

Posicionamento

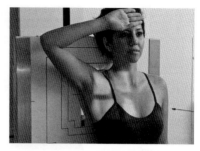

Figura 3.44 AP da escápula com o paciente em posição ereta.

- O paciente deve estar preferencialmente em posição ereta, ou em decúbito dorsal. A superfície posterior do ombro está em contato direto com a mesa radiológica ou RI, sem rotação do tórax
- Ajuste o RI de modo a centralizá-lo no RC. O topo do RI deve estar aproximadamente 5 cm acima do ombro e a borda lateral do RI deve estar aproximadamente 5 cm da margem lateral da caixa torácica
- Abduza delicadamente o braço a 90°, se possível; supine a mão (a abdução resulta em menor sobreposição da escápula com as costelas).

Raio central: RC ⊥ ao meio da escápula (5 cm inferior ao processo coracoide e 5 cm medial à borda lateral do paciente).
DFR: 100 cm.
Colimação: Faça a colimação nos quatro lados das bordas da escápula.
Respiração: Prefere-se o uso da técnica ortostática (respirando), ou suspende-se a respiração durante a exposição.

Faixa de kVp: 70 a 85

	cm	kVp	mA	Tempo	mAs	DFR	Indicador de exposição
P							
M							
G							

Perfil (ereto ou em decúbito): escápula

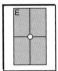

- 24 × 30 cm, vertical.

Posicionamento

- O paciente deve estar preferencialmente em posição ereta, ou em decúbito dorsal
- O rosto do paciente está voltado para o RI em uma posição oblíqua anterior
- Se a área de interesse for o corpo da escápula, com o braço do paciente elevado, peça a ele que leve a mão ao ombro oposto
- Se a área de interesse for o acrômio e o processo coracoide, peça ao paciente que relaxe o braço afetado, flexione o cotovelo e coloque o braço atrás da base das costas, com o braço parcialmente abduzido; ou apenas deixe o braço solto ao lado do corpo
- Palpe as bordas da escápula e gire o tórax até que o corpo da escápula esteja perpendicular ao RI (variará de 45° a 60° de rotação).

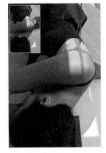

Figura 3.45 Perfil (palpe as bordas da escápula).

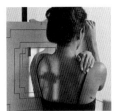

Figura 3.46 Avaliação do corpo da escápula.

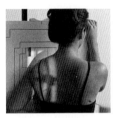

Figura 3.47 Parte superior da escápula (acrômio ou processo coracoide); coloque o braço para baixo e flexione o cotovelo, com a palma da mão para fora.

Raio central: RC ⊥ à parte média da borda vertebral da escápula.
DFR: 100 cm.
Colimação: Faça a colimação com a área da escápula.
Respiração: Suspensa durante a exposição.

Faixa de kVp:						70 a 85
	cm	kVp	mA	Tempo	mAs	DFR	Indicador de exposição
P							
M							
G							

AP e perfil: escápula

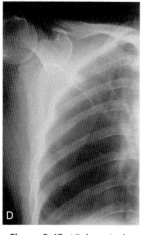

Figura 3.48 AP da escápula. **Figura 3.49** Perfil da escápula.

Critérios de avaliação

Anatomia demonstrada
- **AP:** Toda a escápula
- **Perfil:** Toda a escápula em perfil.

Posicionamento
- **AP:** Borda lateral da escápula livre de sobreposição
- **Perfil:** Úmero não sobreposto à região de interesse; costelas não sobrepostas ao corpo da escápula.

Exposição
- Densidade (brilho) e contraste ideais; nenhum artefato de movimento
- Margens ósseas e trabeculação óssea claramente visíveis.

Capítulo 4

Membro Inferior

- Considerações técnicas e proteção radiológica.............................111

Dedos

- AP (R) 112
- AP oblíqua (E) 113
- AP e AP oblíqua
  – análise 114
- Perfil (R) 115
- Tangencial, dedos
  – sesamoides (E) 116
- Perfil, dedos e tangencial,
  dedos – sesamoides
  – análise 117

Pé

- AP dorsoplantar (R)............118
- AP oblíqua medial (R)........119
- AP e AP oblíqua medial
  – análise 120
- Perfil (R) 121
- Perfil – análise.....................122
- AP e perfil com sustentação
  de peso (E).............................123
- AP e perfil com
  sustentação de peso
  – análise 124

Calcâneo

- Plantodorsal
  (axial) (R).............................125
- Perfil –
  médio-lateral (R) 126
- Plantodorsal (axial)
  e perfil – médio-lateral
  – análise 127

Tornozelo

- AP (R) 128
- AP do encaixe......................129
- AP oblíqua – rotação
  medial de 45° (R)................130
- AP, AP do encaixe
  e AP oblíqua – rotação
  medial de 45° – análise 131
- Perfil – médio-lateral ou
  lateromedial (R)...................132
- Médio-lateral
  – análise 133
- AP em posições de estresse,
  inversão e eversão (E) 134

Perna (tíbia-fíbula)

- AP (R) 135
- Médio-lateral (R)....................136
- AP e perfil – análise 137

Joelho

- AP (R) 138
- AP oblíqua – rotação
  medial e lateral (R)..............139
- AP e AP oblíqua –
  medial e lateral
  – análise 140
- Perfil –
  médio-lateral (R) 141
- Perfil –
  médio-lateral – análise........142
- AP ou PA bilateral com
  sustentação de peso (E).......143

109

- PA axial bilateral com sustentação de peso (método de Rosenberg) (E)............144
- AP ou PA bilateral com sustentação de peso............145

Fossa intercondilar e patela

- PA e AP axial ("incidências em túnel"), fossa intercondilar (métodos de Camp Coventry e Holmblad) (E)............146
- PA, patela (R)............147
- Perfil – médio-lateral (R)............148
- PA axial (fossa intercondilar) e PA e perfil (patela) – análise............149
- Tangencial – axial (patela) (método de Merchant bilateral) (E)............150
- Tangencial – axial, decúbito ventral (patela) (métodos de Settegast e Hughston) (E)............151
- Tangencial superoinferior na posição sentada (patela) (modificação de Hobbs) (E)............152
- Tangencial superoinferior na posição sentada (bilateral) (patela) – análise............153

Membro inferior pediátrico

- AP (E)............154
- Perfil (E)............155
- AP e médio-lateral (pé) (pé torto congênito – método de Kite) (E)............156

(R) Rotina, (E) Especial

Considerações técnicas

Os principais fatores de exposição para radiografias dos membros inferiores são:

- Pico de quilovoltagem (kVp) de baixo a médio (50 a 75)
- Baixo tempo de exposição
- Ponto focal pequeno
- Miliamperagem por segundo (mAs) adequada para uma densidade suficiente (brilho) na radiografia
- Grades: para regiões anatômicas com espessura superior a 10 cm.

Considerações sobre as imagens digitais

- **Colimação nos quatro lados:** Faça a colimação da área de interesse com, no mínimo, duas bordas de colimação paralelas (preferencialmente quatro) bem visíveis na imagem
- **Centralização precisa:** É importante que a parte do corpo a ser examinada e o RC estejam centralizados com o RI
- **Uso de grade nos sistemas sem cassete:** A espessura da região anatômica a ser examinada e a faixa do kVp são fatores decisivos para a determinação do uso da grade. Em sistemas sem cassete, a remoção da grade pode ser pouco prática e difícil. Assim, a grade geralmente é usada, até mesmo em regiões anatômicas com espessura igual ou inferior a 10 cm. Em caso de utilização da grade, é importante assegurar a centralização do RC à grade.

Proteção radiológica
Colimação e proteção radiológica

A regra geral da boa proteção radiológica é a utilização de protetores sempre que houver áreas radiossensíveis no feixe primário ou próximas a ele. A medula óssea eritropoética e os tecidos gonadais são as duas regiões radiossensíveis mais relevantes. Portanto, na boa prática radiológica, além da **colimação rigorosa** na área de interesse, é mandatório o uso de **protetores** em pacientes em idade reprodutiva em **todos** os procedimentos de membro inferior. Todos os tecidos radiossensíveis devem ser protegidos, a não ser que se encontrem na área de interesse. Isso assegura a proteção do paciente contra a exposição desnecessária à radiação.

Múltiplas exposições por placa de imagem (PI)

A colocação de múltiplas imagens na mesma PI não é recomendada. No entanto, se isso ocorrer, a colimação deve ser cuidadosa e deve-se usar um protetor de chumbo para impedir a pré-exposição de outras imagens.

AP: dedos

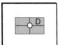

Rotina alternativa: Pode-se incluir todo o pé na incidência AP dos dedos para a detecção de possíveis traumas secundários em outras partes do pé (ver AP do pé).

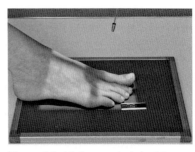

Figura 4.1 AP do segundo dedo, RC angulado de 10° a 15° em direção ao calcâneo.

- 18 × 24 cm, horizontal
- Sem grade
- Protetor de chumbo em caso de múltiplas exposições no mesmo RI.

Posicionamento

- O paciente deve estar em decúbito dorsal ou sentado na mesa radiológica com o joelho flexionado e a superfície plantar do pé sobre o RI
- Centralize e alinhe o eixo longo do(s) dedo(s) afetado(s) com a parte do RI a ser exposta.

Raio central

- RC em ângulo de 10° a 15° com o calcâneo (perpendicular [⊥] ao eixo longo dos dedos)
- RC centralizado na(s) articulação(ões) MTF de interesse.

DFR: 100 cm.

Colimação: Faça a colimação nos quatro lados da área de interesse, com inclusão das margens dos tecidos moles.

	cm	kVp	mA	Tempo	mAs	DFR	Indicador de exposição
P							
M							
G							

Faixa de kVp: 50 a 60

AP oblíqua: dedos

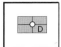

- 18 × 24 cm, horizontal
- Sem grade
- Protetor de chumbo em caso de múltiplas exposições no mesmo RI.

Posicionamento

- Paciente em decúbito dorsal ou sentado na mesa radiológica com o joelho flexionado e o pé sobre o RI
- Alinhe o eixo longo do(s) dedo(s) afetado(s) com a parte do RI a ser exposta
- Rode medialmente o pé de 30° a 45° para examinar do hálux ao terceiro dedo, e lateralmente, para examinar o quarto e o quinto dedos. Coloque um suporte sob o pé como mostra a figura.

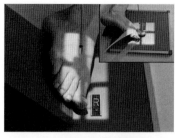

Figura 4.2 Rotação medial oblíqua (hálux).

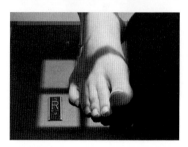

Figura 4.3 Rotação lateral oblíqua (quarto dedo).

Raio central: RC ⊥, centralizado na(s) articulação(ões) MTF de interesse.

DFR: 100 cm.

Colimação: Faça a colimação nos quatro lados da área de interesse, com inclusão das margens dos tecidos moles.

	cm	kVp	mA	Tempo	mAs	DFR	Indicador de exposição
P							
M							
G							

Faixa de kVp: 50 a 60

AP e AP oblíqua: dedos

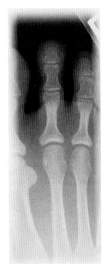 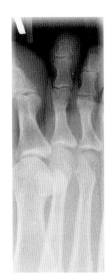

Figura 4.4 AP dos dedos.   **Figura 4.5** Oblíqua medial dos dedos.

Critérios de avaliação

Anatomia demonstrada

- **AP e AP oblíqua:** Todo o dedo e, no mínimo, metade do metatarso afetado.

Posicionamento

- **AP:** Ausência de sobreposição das falanges e metatarsos adjacentes; sem rotação, concavidade semelhante em ambos os lados das diáfises das falanges e dos metatarsos
- **AP oblíqua:** Concavidade aumentada em um lado da diáfise da falange.

Exposição

- Densidade (brilho) e contraste ideais; nenhum artefato de movimento
- Margens corticais e trabeculação óssea claramente visíveis.

Perfil: dedos

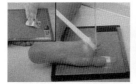
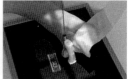

Figura 4.6 Lateromedial (hálux). **Figura 4.7** Médio-lateral (quarto dedo).

- 18 × 24 cm, horizontal
- Sem grade
- Protetor de chumbo em caso de múltiplas exposições no mesmo RI.

Posicionamento

- O paciente deve estar sentado ou deitado na mesa radiológica
- Usar, com cuidado, fita adesiva e/ou gaze radiolucente para isolar os dedos não afetados, como mostra a figura
- Rode medialmente a perna e o pé afetados (lateromedial) para examinar o hálux, segundo e terceiro dedos; e rode lateralmente (médio-lateral) para examinar os quarto e quinto dedos (hálux para cima).

Raio central: RC ⊥ à articulação IF, para a radiografia do hálux, e RC ⊥ à articulação IFP para uma radiografia do segundo ao quinto dedos.
DFR: 100 cm.
Colimação: Faça a colimação rigorosa nos dedos de interesse, com inclusão das margens dos tecidos moles.

Faixa de kVp: 50 a 60

	cm	kVp	mA	Tempo	mAs	DFR	Indicador de exposição
P							
M							
G							

Tangencial: dedos – sesamoides

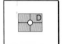
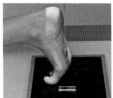
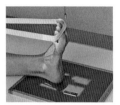

Figura 4.8 Paciente em decúbito ventral.

Figura 4.9 Posicionamento alternativo em decúbito dorsal.

- 18 × 24 cm, horizontal
- Sem grade
- Protetor de chumbo em caso de múltiplas exposições ao mesmo RI.

Posicionamento

- Paciente em decúbito ventral, com o pé e o hálux cuidadosamente dorsiflexionados de modo que a superfície plantar forme um ângulo de 15° a 20° com a vertical (ajustar o ângulo do RC conforme necessário).

Posicionamento alternativo em decúbito dorsal: Em caso de dor intensa, esta posição poderá ser mais tolerável para o paciente. O paciente usa uma tira longa de gaze para posicionar os dedos da maneira mostrada na figura.

Raio central: RC ⊥, ou angulado conforme necessário, dependendo do grau de dorsiflexão do pé, centralizado na cabeça do primeiro metatarso.

DFR: 100 cm.

Colimação: Faça a colimação rigorosa na área de interesse, com inclusão do aspecto distal do primeiro, segundo e terceiro metatarsos para visualização de possíveis sesamoides.

Faixa de kVp:					50 a 60	
	cm	kVp	mA	Tempo	mAs	DFR	Indicador de exposição
P							
M							
G							

Perfil: dedos

Critérios de avaliação

Anatomia demonstrada
- Todo o dedo, incluindo a falange proximal.

Posicionamento
- O perfil absoluto do dedo mostra uma concavidade aumentada na superfície anterior da falange distal e na superfície posterior da falange proximal
- Sem sobreposição com os dedos adjacentes
- Falange proximal visualizada através das estruturas sobrepostas.

Exposição
- Contraste e densidade (brilho) suficientes para visualizar tecidos moles e porções ósseas; nenhum movimento.

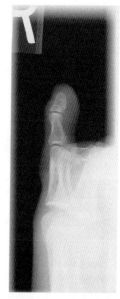

Figura 4.10 Lateromedial do segundo dedo.

Tangencial: sesamoides

Critérios de avaliação

Anatomia demonstrada
- Ossos sesamoides em perfil.

Posicionamento
- Ausência de sobreposição dos sesamoides com a parte distal do primeiro ao terceiro metatarsos em perfil.

Exposição
- Densidade (brilho) e contraste ideais; sem movimento
- Margens de tecidos moles, trabeculação óssea e osso cortical claramente visíveis.

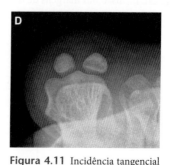

Figura 4.11 Incidência tangencial para visualizar os sesamoides.

AP dorsoplantar: pé

- 24 × 30 cm, vertical
- Sem grade
- Protetor de chumbo em caso de múltiplas exposições no mesmo RI.

Posicionamento

- O paciente deve estar em decúbito dorsal ou sentado, com a superfície plantar sobre o RI, em alinhamento longitudinal à porção do RI a ser exposta
- Flexione o joelho e apoie toda a superfície plantar do pé a ser avaliado sobre o RI
- Faça uma flexão plantar do tornozelo, mas mantenha a superfície plantar toda firmemente apoiada sobre o RI.

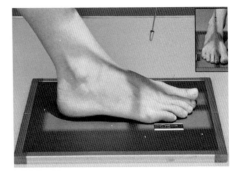

Figura 4.12 AP do pé, RC em angulação posterior de 10°.

Raio central: RC ⊥ aos metatarsos, com angulação posterior de cerca de 10° (em direção ao calcanhar), centralizado na base do terceiro metatarso.

DFR: 100 cm.

Colimação: Faça a colimação nos quatro lados da área de interesse, com inclusão das margens de tecidos moles.

Faixa de kVp: 55 a 65

	cm	kVp	mA	Tempo	mAs	DFR	Indicador de exposição
P							
M							
G							

AP oblíqua medial: pé

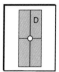

- 24 × 30 cm, vertical
- Sem grade
- Protetor de chumbo em caso de múltiplas exposições no mesmo RI.

Posicionamento

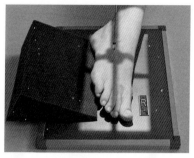

Figura 4.13 AP oblíqua medial 30° a 40°.

- O paciente deve estar em decúbito dorsal ou sentado, com o pé centralizado longitudinalmente à parte do RI a ser exposta
- Pé angulado medialmente em 30° a 40°, apoiado com uma cunha de 45° e sacos de areia radiolucentes para impedir o deslizamento
- **Observação 1:** Um pé com arco maior requer um posicionamento oblíquo a quase 45°; em um pé com arco menor (pé plano), use um ângulo próximo de 30°
- **Observação 2:** A incidência oblíqua lateral a 30° mostra o espaço entre o primeiro e o segundo metatarsos e entre o primeiro e o segundo cuneiformes.

Raio central: RC ⊥, centralizado na base do terceiro metatarso.
DFR: 100 cm.
Colimação: Faça a colimação nos quatro lados da área de interesse, com inclusão das margens de tecidos moles.

Faixa de kVp:					60 a 70	
	cm	kVp	mA	Tempo	mAs	DFR	Indicador de exposição
P							
M							
G							

AP e AP oblíqua medial: pé

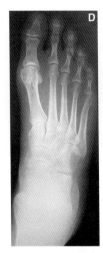 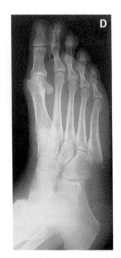

Figura 4.14 AP do pé.　　**Figura 4.15** Oblíqua medial do pé.

Critérios de avaliação

Anatomia demonstrada
- **AP e AP oblíqua medial:** Todo o pé, incluindo os ossos do tarso, metatarsos e as falanges.

Posicionamento
AP
- Ausência de rotação, ossos tarsais sobrepostos.

AP oblíqua medial
- Ausência de sobreposição do terceiro ao quinto metatarsos
- Cuboide claramente visível; visualiza-se em perfil a base do quinto metatarso.

Exposição
- Densidade (brilho) e contraste ideais; nenhum artefato de movimento
- Margens de tecidos moles e trabeculação óssea claramente visíveis.

Perfil: pé

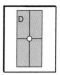

- 18 × 24 cm, vertical
ou
- 24 × 30 cm, vertical para pés grandes
- Sem grade.

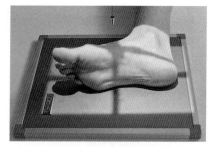

Figura 4.16 Médio-lateral do pé.

Posicionamento (médio-lateral)

- O paciente deve estar em decúbito sobre o lado afetado, com o joelho flexionado a cerca de 45°, com a perna não afetada atrás do paciente para evitar a rotação excessiva
- Dorsiflexione o tornozelo com cuidado, se possível, para ajudar a posicionar o pé e tornozelo em perfil absoluto

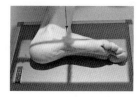

Figura 4.17 Lateromedial do pé.

- Coloque um apoio sob o joelho e a perna afetados, conforme necessário, a fim de posicionar a superfície plantar do pé perpendicularmente ao RI.

Incidência lateromedial: Pode ser mais fácil conseguir um perfil absoluto se a condição do paciente permitir esta posição.

Raio central: RC ⊥, centralizado na região da base do terceiro metatarso.

DFR: 100 cm.

Colimação: Faça a colimação nos quatro lados da área de interesse, com inclusão das margens de tecidos moles.

	cm	kVp	mA	Tempo	mAs	DFR	Indicador de exposição
P							
M							
G							

Faixa de kVp: 60 a 70

Perfil: pé

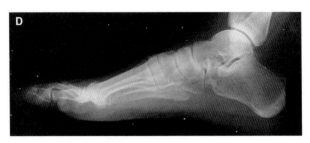

Figura 4.18 Incidência médio-lateral do pé.

Critérios de avaliação

Anatomia demonstrada
- Todo o pé, com aproximadamente 2,5 cm da porção distal da tíbia-fíbula.

Posicionamento
- Perfil absoluto com a articulação tibiotalar "aberta"
- Fíbula distal sobreposta pela tíbia posterior e metatarsos distais sobrepostos.

Exposição
- Densidade (brilho) e contraste ideais; nenhum artefato de movimento
- Tecidos moles e trabeculação óssea claramente visíveis

AP e perfil com sustentação de peso: pé

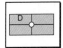

A avaliação do arco longitudinal (pés chatos) é mais comumente feita com uma incidência em perfil; a incidência AP mostra o alinhamento dos metatarsos e das falanges. As incidências bilaterais dos dois pés geralmente são realizadas para comparação.

- 24 × 30 cm, horizontal; 35 × 43 cm, horizontal para estudo bilateral
- Sem grade.

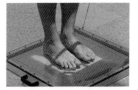

Figura 4.19 AP – dois pés, RC em angulação posterior de 15°.

Posicionamento

- **AP:** Paciente ereto, com peso igualmente distribuído sobre ambos os pés, em um RI
- **Perfil:** Paciente ereto, com descarga de peso total sobre os dois pés, RI vertical entre os pés, sobre blocos, em uma altura acima do chão suficiente para um RC horizontal (deve-se obter radiografias dos pés direito e esquerdo para comparação).

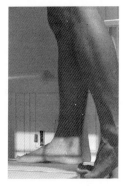

Figura 4.20 Perfil – pé direito.

Raio central

- **AP:** RC em angulação posterior de 15°, RC à altura da base do terceiro metatarso, a meia distância entre os pés
- **Perfil:** RC horizontal à base do terceiro metatarso.

DFR: 100 cm.

Colimação: Faça a colimação nos quatro lados da área de interesse, com inclusão das margens de tecidos moles.

Faixa de kVp:						60 a 70
	cm	kVp	mA	Tempo	mAs	DFR	Indicador de exposição
P							
M							
G							

AP e perfil com sustentação de peso: pé

Critérios de avaliação

Anatomia demonstrada

- **AP:** Ambos os pés com detalhes de tecidos moles, incluindo a parte distal do tálus
- **Perfil:** Todo o pé, com 2,5 cm da porção distal da tíbia-fíbula.

Posicionamento

- **AP:** Articulações tarsometatarsais (TMT) "abertas"; espaçamento aproximadamente simétrico do segundo ao quarto metatarsos
- **Perfil:** Superfícies dorsal e plantar visíveis, além de aproximadamente 2,5 cm da porção distal da tíbia-fíbula; sobreposição das cabeças dos metatarsos.

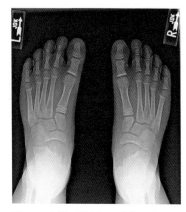

Figura 4.21 AP bilateral dos pés com sustentação de peso.

Exposição

- Densidade (brilho) e contraste ideais; nenhum artefato de movimento
- Tecidos moles, margens corticais e trabeculação óssea claramente visíveis.

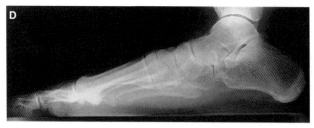

Figura 4.22 Perfil do pé com sustentação de peso.

Plantodorsal (axial): calcâneo

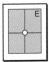

- 18 × 24 cm, vertical
- Sem grade (imagens em detalhe)
- Protetor de chumbo em caso de múltiplas exposições no mesmo RI.

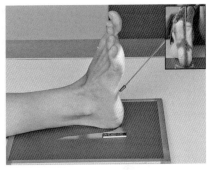

Figura 4.23 RC angulado em 40° com o eixo longo do pé.

Posicionamento

- O paciente deve estar em decúbito dorsal ou sentado, com o pé dorsiflexionado de modo que a superfície plantar fique quase perpendicular ao RI. Se possível, peça ao paciente que tracione usando uma faixa de gaze, conforme mostrado na figura (pode ser doloroso para o paciente manter esta posição, então seja rápido com o exame)
- Centralize o RC na região de interesse, com o RI centralizado no RC projetado.

Raio central: RC angulado a 40° em relação ao eixo longo da superfície plantar (se o pé não estiver dorsiflexionado a 90°, pode ser necessário um ângulo superior a 40° em relação à vertical):

- RC centralizado na base do terceiro metatarso, emergindo imediatamente distal e inferiormente à articulação do tornozelo
- **Observação:** É importante colocar o calcâneo na face inferior do RI, mais próximo do tubo de raios X, devido à extrema angulação do RC.

DFR: 100 cm.

Colimação: Faça a colimação nos quatro lados da área de interesse, com inclusão das margens de tecidos moles.

Faixa de kVp: 65 a 75

	cm	kVp	mA	Tempo	mAs	DFR	Indicador de exposição
P							
M							
G							

Perfil – médio-lateral: calcâneo

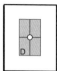

- 18 × 24 cm, vertical
- Sem grade
- Protetor de chumbo em caso de múltiplas exposições no mesmo RI.

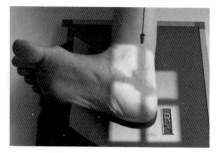

Figura 4.24 Perfil do calcâneo.

Posicionamento

- O paciente deve estar em decúbito lateral sobre o lado afetado, com o joelho flexionado a cerca de 45° com o membro não afetado atrás do paciente para evitar a rotação excessiva
- Coloque um apoio sob o joelho e a perna, conforme necessário, para uma incidência em perfil absoluto
- Dorsiflexione o tornozelo de modo que a superfície plantar forme um ângulo próximo de 90° com a perna, se possível.

Raio central: RC ⊥ ao meio do calcâneo; 2,5 cm inferior ao maléolo medial.

DFR: 100 cm.

Colimação: Faça a colimação nos quatro lados da área de interesse; inclua a articulação do tornozelo na margem superior e as margens dos tecidos moles.

Faixa de kVp:					60 a 75	
	cm	kVp	mA	Tempo	mAs	DFR	Indicador de exposição
P							
M							
G							

Plantodorsal (axial) e perfil – médio-lateral: calcâneo

Critérios de avaliação

Anatomia demonstrada

- **Plantodorsal:** Todo o calcâneo, da tuberosidade à articulação talocalcânea
- **Perfil:** Calcâneo em perfil, evidenciando o tálus e a porção distal da tíbia-fíbula superiormente, além do osso navicular e o espaço articular entre o calcâneo e o cuboide "aberto" distalmente.

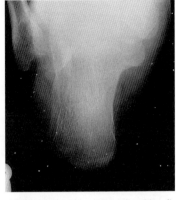

Figura 4.25 Calcâneo plantodorsal (axial).

Posicionamento

- **Plantodorsal:** Sem rotação, com sustentáculo do tálus em perfil medialmente, espaço articular talocalcâneo "aberto", sem distorção da tuberosidade do calcâneo e extensão adequada do calcâneo
- **Perfil:** Tálus parcialmente sobreposto e articulação talocalcânea "aberta". O seio do tarso e o espaço da articulação calcâneocuboide devem estar em posição "aberta".

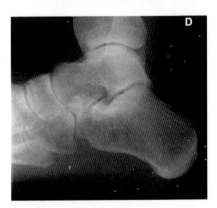

Figura 4.26 Calcâneo médio-lateral.

Exposição

- Densidade e contraste (brilho) suficientes para visualizar difusamente a fíbula distal através do tálus; nenhum movimento
- Margens ósseas e trabeculação claramente visíveis.

AP: tornozelo

- 24 × 30 cm, vertical
- Sem grade
- Protetor de chumbo em caso de múltiplas exposições no mesmo RI.

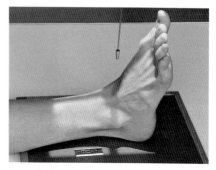

Figura 4.27 AP do tornozelo.

Posicionamento

- O paciente deve estar em decúbito dorsal ou sentado na mesa radiológica, com a perna estendida e com apoio sob o joelho
- Centralize e alinhe a perna e a articulação do tornozelo paralelamente à borda do RI
- Para um perfil absoluto, certifique-se de que não haja rotação da perna e de que o eixo longo do pé esteja na vertical, paralelo ao RC.

Raio central: RC ⊥, a meia distância entre os maléolos.

DFR: 100 cm.

Colimação: Faça a colimação nos quatro lados da área de interesse; inclua a metade proximal dos metatarsos e a porção distal da tíbia-fíbula, além das margens dos tecidos moles.

Faixa de kVp: 60 a 75

	cm	kVp	mA	Tempo	mAs	DFR	Indicador de exposição
P							
M							
G							

AP do encaixe: tornozelo

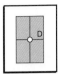

Esta é uma incidência frontal de toda a articulação do tornozelo encaixada e não deve substituir a AP de rotina ou a incidência oblíqua em angulação de 45° do tornozelo.

- 24 × 30 cm, vertical
- Sem grade
- Protetor de chumbo em caso de múltiplas exposições no mesmo RI.

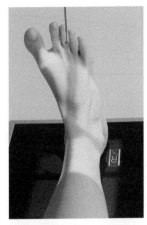

Figura 4.28 AP para visualizar o encaixe da articulação do tornozelo (rotação medial de 15° a 20°).

Posicionamento

- O paciente deve estar em decúbito dorsal ou sentado na mesa radiológica, com a perna estendida e com apoio sob o joelho
- Centralize e alinhe a articulação do tornozelo com o RC e com a porção de eixo longo do RI
- Rode medialmente a perna e o eixo longo do pé em 15° a 20°, de modo que a **linha intermaleolar fique paralela à mesa radiológica.**

Raio central: RC ⊥, a meia distância entre os maléolos.

DFR: 100 cm.

Colimação: Faça a colimação nos quatro lados da área de interesse. Inclua a porção distal da tíbia-fíbula, a parte proximal dos metatarsos e as margens dos tecidos moles.

Observação: A base do quinto metatarso é um local comum de fratura e deve estar visível nesta incidência.

Faixa de kVp:					60 a 75	
	cm	kVp	mA	Tempo	mAs	DFR	Indicador de exposição
P							
M							
G							

AP oblíqua – rotação medial de 45°: tornozelo

- 24 × 30 cm, vertical
- Sem grade
- Protetor de chumbo em caso de múltiplas exposições no mesmo RI.

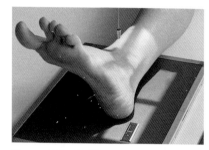

Figura 4.29 AP oblíqua em rotação medial de 45° de tornozelo.

Posicionamento

- O paciente deve estar em decúbito dorsal ou sentado na mesa radiológica, com a perna estendida e com apoio sob o joelho
- Centralize e alinhe a articulação do tornozelo com o RC e com o eixo longo do RI
- Rode medialmente a perna e o pé em 45° (eixo longo do pé a 45° em relação ao RI).

Raio central: RC ⊥, a meia distância entre os maléolos.

DFR: 100 cm.

Colimação: Faça a colimação nos quatro lados da área de interesse. Inclua a porção distal da tíbia-fíbula, a parte proximal dos metatarsos e as margens dos tecidos moles.

Observação: A base do quinto metatarso é um local comum de fratura e deve estar visível nas incidências oblíquas do tornozelo.

Faixa de kVp: 60 a 75

	cm	kVp	mA	Tempo	mAs	DFR	Indicador de exposição
P							
M							
G							

AP, AP do encaixe e AP oblíqua – rotação medial de 45°: tornozelo

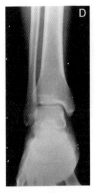 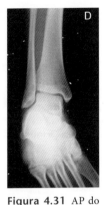 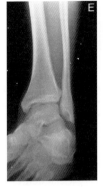

Figura 4.30 AP do tornozelo. (Cortesia de E. Frank, RT[R], FASRT.)

Figura 4.31 AP do encaixe do tornozelo.

Figura 4.32 AP oblíqua em rotação medial de 45°.

Critérios de avaliação

Anatomia demonstrada
- **AP:** Terço distal da tíbia-fíbula, maléolos lateral e medial, tálus e metade proximal dos metatarsos
- **AP do encaixe:** Todo o encaixe da articulação do tornozelo deve estar "aberto", mostrando o terço distal da tíbia e da fíbula, os maléolos lateral e medial, o tálus e a metade proximal dos metatarsos
- **AP oblíqua a 45°:** Terço distal da tíbia e da fíbula, maléolos, tálus, calcâneo e metade proximal dos metatarsos.

Posicionamento
- **AP:** Sem rotação, com a porção medial da articulação do tornozelo "aberta" e a porção lateral da articulação do tornozelo "fechada"
- **AP do encaixe:** Superfícies articulares medial e lateral do encaixe da articulação do tornozelo "abertas"; maléolos em perfil
- **AP oblíqua a 45°:** Articulação tibiofibular distal, tálus e maléolo medial em posição "aberta", com alguma ou nenhuma sobre-posição.

Exposição
- Densidade e contraste (brilho) suficientes para a visualização vaga da fíbula distal através do tálus; ausência de movimento
- Estruturas de tecidos moles, margens ósseas e trabeculação óssea nítida claramente visíveis.

Perfil – médio-lateral ou lateromedial: tornozelo

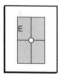

- 24 × 30 cm, vertical
- Sem grade (imagens em detalhe)
- Protetor de chumbo em caso de múltiplas exposições no mesmo RI.

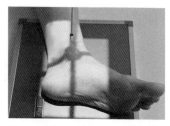

Figura 4.33 Médio-lateral do tornozelo.

Posicionamento
- O paciente deve estar em decúbito lateral sobre o lado a ser avaliado, com o joelho afetado flexionado em aproximadamente 45°; coloque a perna oposta atrás do membro afetado para evitar a rotação excessiva
- Dorsiflexione o tornozelo a 90° em relação à perna, se o paciente puder tolerar

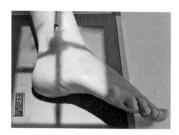

Figura 4.34 Lateromedial do tornozelo.

- Coloque um apoio sob o joelho conforme necessário para obter um **perfil absoluto** do pé e do tornozelo.

Raio central: RC ⊥ ao maléolo medial.

Observação: Se a condição do paciente permitir, pode-se realizar também uma incidência lateromedial, que pode facilitar a obtenção do **perfil absoluto**.

DFR: 100 cm.

Colimação: Faça a colimação nos quatro lados da área de interesse. Inclua a porção distal da tíbia-fíbula, a parte proximal dos metatarsos e as margens dos tecidos moles.

Faixa de kVp:					60 a 75	
	cm	kVp	mA	Tempo	mAs	DFR	Indicador de exposição
P							
M							
G							

Médio-lateral: tornozelo

Critérios de avaliação

Anatomia demonstrada
- Terço distal da tíbia e da fíbula, com vista em perfil dos ossos tarsais, da base do quinto metatarso, navicular e cuboide.

Posicionamento
- No perfil absoluto sem rotação, a fíbula distal está sobreposta **à metade posterior da tíbia**
- Articulação tibiotalar "aberta".

Exposição
- Densidade e contraste (brilho) suficientes para a visualização vaga da fíbula distal através do tálus; ausência de movimento
- Margens ósseas e trabeculação óssea claramente visíveis.

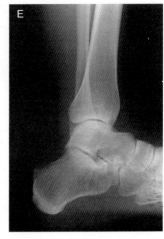

Figura 4.35 Médio-lateral do tornozelo.

AP em posições de estresse: tornozelo
Posições de estresse em inversão e eversão

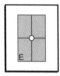 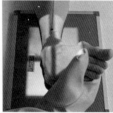 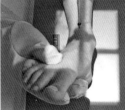

Figura 4.36 Estresse em inversão. **Figura 4.37** Estresse em eversão.

Advertência:
- Proceda com o máximo de cuidado em caso de paciente com lesão
- 24 × 30 cm, vertical, ou 35 × 43 cm, horizontal ou vertical
- Sem grade
- Protetor de chumbo em caso de múltiplas exposições no mesmo RI.

Posicionamento
- O paciente deve estar em decúbito dorsal ou sentado na mesa radiológica, com a perna estendida
- Centralize e alinhe a articulação do tornozelo com o RC e com o eixo longo do RI
- Sem rodar a perna, nem o tornozelo (AP absoluta), aplica-se estresse à articulação do tornozelo, primeiro girando a superfície plantar do pé para dentro (estresse em inversão) e depois para fora (estresse em eversão).

Raio central: RC ⊥, a meia distância entre os maléolos.
DFR: 100 cm.
Colimação: Faça a colimação nos quatro lados da área de interesse. Inclua a porção distal da tíbia-fíbula, a parte proximal dos metatarsos e as margens dos tecidos moles.

Faixa de kVp:					60 a 75	
	cm	kVp	mA	Tempo	mAs	DFR	Indicador de exposição
P							
M							
G							

AP: perna (tíbia-fíbula)

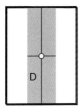

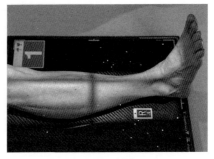

Figura 4.38 AP da perna.

- 35 × 43 cm, alinhamento vertical diagonal do RI ou dois RI distintos para a inclusão das articulações de tornozelo e joelho
- Sem grade
- Para fazer o melhor uso do efeito da inclinação anódica, coloque o joelho na extremidade catódica do feixe de raios X.

Posicionamento

- O paciente deve estar em decúbito dorsal, com a perna estendida; certifique-se de que não haja rotação do joelho, da perna ou do tornozelo
- Inclua, no mínimo, de 3 a 5 cm acima da articulação do joelho e abaixo do tornozelo
- Se o membro for muito longo, coloque a perna na diagonal (de um canto a outro) em um RI de 35 × 43 cm para garantir que ambas as articulações sejam incluídas. (Além disso, se necessário, pode-se utilizar um segundo RI menor na articulação mais distante do local da lesão.)

Raio central: RC ⊥ ao meio da perna (ao meio do RI).

DFR: DFR mínima de 100 cm; pode ser aumentada para 110 a 120 cm.

Colimação: Faça a colimação nos quatro lados da área de interesse. Inclua as articulações de joelho e tornozelo e as margens dos tecidos moles.

	cm	kVp	mA	Tempo	mAs	DFR	Indicador de exposição
P							
M							
G							

Faixa de kVp: 70 a 80

Médio-lateral: perna (tíbia-fíbula)

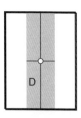

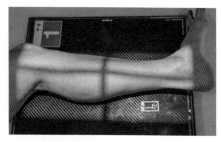

Figura 4.39 Médio-lateral da perna.

- 35 × 43 cm, vertical; RI em alinhamento diagonal ou dois RI separados para incluir as articulações de joelho e tornozelo
- Sem grade
- Para fazer o melhor uso do efeito da inclinação anódica, coloque o joelho na extremidade catódica do feixe de raios X.

Posicionamento

- O paciente deve estar em decúbito lateral sobre o lado afetado
- Coloque o outro membro atrás do paciente para impedir a rotação excessiva
- Coloque um apoio sob a porção distal do pé afetado de modo a assegurar o **perfil absoluto** do pé, do tornozelo e do joelho
- Certifique-se de que as articulações do tornozelo e do joelho estejam a 3 a 5 cm das extremidades do RI
- Se o membro for muito longo, coloque a perna na diagonal (de um canto a outro) em um RI de 35 × 43 cm para garantir que ambas as articulações sejam incluídas. (Além disso, se necessário, pode-se utilizar um segundo RI menor na articulação mais distante do local da lesão.)

Raio central: RC ⊥ ao ponto médio da perna (ao meio do RI).
DFR: DFR mínima de 100 cm; pode ser aumentada para 110 a 120 cm.
Colimação: Faça a colimação nos quatro lados da área de interesse. Inclua as articulações de joelho e tornozelo e as margens dos tecidos moles.

Faixa de kVp: 65 a 80

	cm	kVp	mA	Tempo	mAs	DFR	Indicador de exposição
P							
M							
G							

AP e perfil: perna (tíbia-fíbula)

Critérios de avaliação

Anatomia demonstrada
- **AP:** Toda a tíbia e a fíbula, com as articulações de joelho e tornozelo
- **Perfil:** Toda a tíbia e a fíbula, com articulações de joelho e tornozelo.

Posicionamento

AP
- Sem rotação, com os côndilos femorais e tibiais em perfil
- Leve sobreposição das porções proximal e distal das articulações tibiofibulares.

Perfil
- Certifique-se de que a perna esteja em perfil absoluto (o plano da patela deve estar perpendicular ao RI)
- A tuberosidade da tíbia deve estar em perfil
- A fíbula distal se sobrepõe à porção posterior da tíbia.

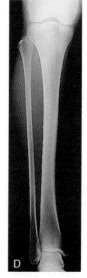

Figura 4.40 AP da perna.
(Cortesia de J. Sanderson, RT.)

Exposição
- Densidade (brilho) e contraste quase iguais; nenhum movimento
- Margens de tecidos moles e trabeculação óssea claramente visíveis.

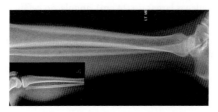

Figura 4.41 Médio-lateral da perna.

AP: joelho

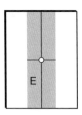

- 24 × 30 cm, vertical
- Grade > 10 cm, RI < 10 cm.

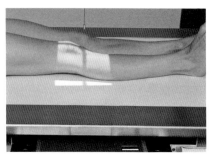

Figura 4.42 AP do joelho (RC ⊥ ao filme em pacientes de estatura mediana).

Posicionamento

- O paciente deve estar em decúbito dorsal ou sentado na mesa radiológica, com a perna estendida e centralizada com o RC e na linha média da mesa ou RI
- Rode ligeiramente a perna medialmente, de 3° a 5°, para uma incidência AP de joelho (ou até que a **linha interepicondilar esteja paralela** ao plano do RI)
- Alinhe e centralize o RI ao RC.

Raio central: RC centralizado a 1,25 cm distalmente ao ápice da patela.

RC paralelo às facetas articulares (platô tibial): Meça a distância da espinha ilíaca anterossuperior (EIAS) à superfície da mesa radiológica (MR) para determinar o ângulo do RC:

- Coxas e nádegas finas (< 19 cm da EIAS à MR), angulação caudal de 5°
- Coxas e nádegas médias (19 a 24 cm), sem angulação (0°), ⊥ RI
- Coxas e nádegas largas (> 24 cm), angulação cefálica de 5°.

DFR: 100 cm.

Colimação: Faça a colimação nos quatro lados da área de interesse; inclua as margens dos tecidos moles.

Faixa de kVp:					65 a 80	
	cm	kVp	mA	Tempo	mAs	DFR	Indicador de exposição
P							
M							
G							

AP oblíqua – rotação medial e lateral: joelho

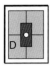
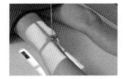
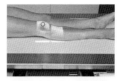

Figura 4.43 AP oblíqua com rotação medial de 45°.   **Figura 4.44** AP oblíqua com rotação lateral de 45°.

AP oblíqua medial: Mostra a cabeça e o colo da fíbula não obscurecidos (pode-se obter também uma incidência oblíqua lateral).

AP oblíqua lateral: Mostra os côndilos mediais do fêmur e da tíbia em perfil:

- 24 × 30 cm, vertical
- Grade > 10 cm, RI < 10 cm.

Posicionamento

- O paciente deve estar sem semidecúbito, com a perna estendida e centralizada ao RC e na linha média da mesa radiológica
- Rode toda a perna (incluindo as articulações de joelho, tornozelo e pé) medialmente a 45°, para a incidência oblíqua medial, e 45° lateralmente para a incidência oblíqua lateral
- Centralize o RI ao RC.

Raio central

- RC ⊥ ao RI em pacientes de estatura mediana (ver AP de joelho)
- RC no ponto médio do joelho (1,25 cm distal ao ápice da patela).

DFR: 100 cm.

Colimação: Faça a colimação nos quatro lados da área de interesse; inclua as margens dos tecidos moles.

Faixa de kVp:					65 a 80	
cm	kVp	mA	Tempo	mAs	DFR	Indicador de exposição
P						
M						
G						

AP e AP oblíqua – medial e lateral: joelho

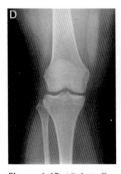 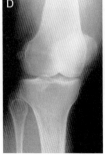 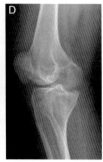

Figura 4.45 AP do joelho. (Cortesia de Joss Wertz, DO.) **Figura 4.46** AP oblíqua medial. **Figura 4.47** AP oblíqua lateral. (Cortesia de Joss Wertz, DO.)

Critérios de avaliação

Anatomia demonstrada

- **AP:** Espaço articular femorotibial "aberto"
- **AP oblíqua medial:** Articulação tibiofibular proximal "aberta"; côndilos laterais do fêmur e da tíbia em perfil
- **AP oblíqua lateral:** Côndilo medial do fêmur e platô medial da tíbia em perfil.

Posicionamento

- **AP:** A ausência de rotação é evidenciada pela aparência simétrica dos côndilos do fêmur e platôs da tíbia. A metade medial da cabeça da fíbula é sobreposta pela tíbia. A eminência intercondilar está visível
- **AP oblíqua medial:** A articulação tibiofibular proximal está "aberta"; os côndilos laterais da tíbia estão visíveis. A cabeça e o colo da fíbula e metade da patela estão visíveis sem sobreposição
- **AP oblíqua lateral:** A fíbula proximal está sobreposta pela tíbia proximal. O côndilo medial do fêmur e o platô medial da tíbia encontram-se em perfil; aproximadamente metade da patela deve estar livre de sobreposição pelo fêmur.

Exposição

- Densidade (brilho) e contraste ideais; visualização do contorno da patela através do fêmur distal; ausência de movimento
- Tecidos moles e trabeculação óssea claramente visíveis.

Perfil – médio-lateral: joelho

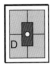

- 18 × 24 cm ou 24 × 30 cm, vertical
- Grade > 10 cm, RI < 10 cm.

Posicionamento

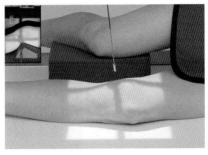

Figura 4.48 Médio-lateral de joelho, RC com angulação cefálica de 5°.

- Esta incidência pode ser realizada com um feixe horizontal lateral ou em decúbito lateral
- Para pacientes que sejam capazes de flexionar o joelho aproximadamente de 20° a 30°, posicione o paciente sobre o lado afetado, centralizado ao RC e na linha média da mesa radiológica ou RI
- A perna e o joelho não afetados são colocados atrás do paciente para evitar a rotação excessiva
- Para pacientes que não sejam capazes de flexionar o joelho em razão de dor ou trauma, use um feixe horizontal com RI colocado ao lado do joelho
- Coloque um apoio sob o tornozelo e o pé afetados se for preciso; ajuste a rotação do corpo conforme necessário para obter um perfil absoluto do joelho
- Alinhe e centralize o RI ao RC.

Raio central

- RC em angulação cefálica de 5° a 7° (se possível, elevar a perna ao plano do fêmur; pode-se usar um RC perpendicular)
- RC centralizado a cerca de 2,5 cm distalmente ao epicôndilo medial.

DFR: 100 cm.

Colimação: Faça a colimação nos quatro lados da área de interesse; inclua as margens dos tecidos moles.

Faixa de kVp:					65 a 80	
cm	kVp	mA	Tempo	mAs	DFR	Indicador de exposição
P						
M						
G						

Perfil – médio-lateral: joelho

Critérios de avaliação

Anatomia demonstrada

- Fêmur distal, tíbia e fíbula proximais e patela em perfil lateral
- Articulações patelofemoral e do joelho "abertas".

Posicionamento

- Perfil absoluto sem rotação; côndilos femorais sobrepostos
- Patela em perfil e articulação patelofemoral "aberta".

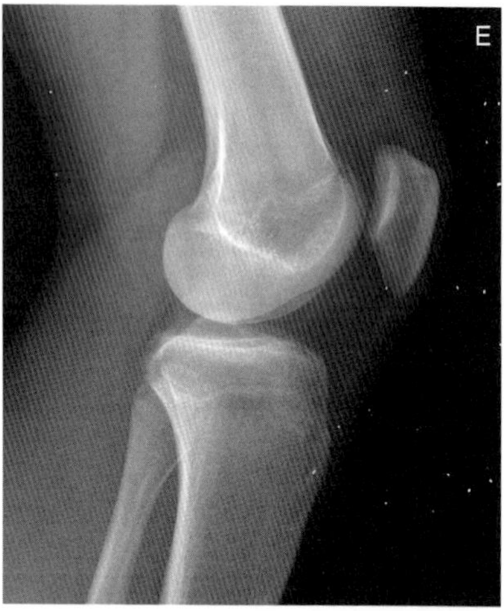

Exposição

- Densidade (brilho) e contraste ideais; nenhum artefato de movimento
- Tecidos moles (camadas de tecido adiposo) e trabeculação óssea claramente visíveis.

Figura 4.49 Médio-lateral do joelho.

AP ou PA bilateral com sustentação de peso: joelho

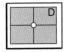

- 35 × 43 cm, horizontal
- Grade.

Posicionamento

AP

- O paciente deve estar ereto, em pé em um banquinho ou estribo, conforme necessário (alto o suficiente para que o tubo de raios X possa ser abaixado para utilizar um feixe horizontal)

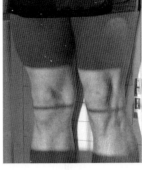

Figura 4.50 AP com descarga de peso – bilateral, RC ⊥ ao RI.

- Os pés devem estar voltados para a frente, com os joelhos estendidos e o peso uniformemente distribuído sobre ambos os pés. Indique um apoio onde o paciente possa se segurar para ajudar na estabilidade.

PA alternativa: Paciente de frente para a mesa radiológica ou suporte do RI, com os joelhos contra a mesa ou o suporte do RI vertical, flexionados em um ângulo de aproximadamente 20°.

Raio central: RC perpendicular no ponto médio entre as articulações do joelho, aproximadamente 1,25 cm distalmente ao ápice da patela.

AP: RC horizontal, ⊥ ao RI em pacientes com estatura mediana (ver AP do joelho).

PA: RC em angulação caudal de 10° (se os joelhos estiverem flexionados a cerca de 20°).

DFR: 100 cm.

Colimação: Faça a colimação nos quatro lados da área de interesse; inclua a parte distal dos fêmures, a parte proximal das tíbias e fíbulas e as margens dos tecidos moles.

Faixa de kVp: 70 a 80

	cm	kVp	mA	Tempo	mAs	DFR	Indicador de exposição
P							
M							
G							

PA axial bilateral com sustentação de peso: joelho

Método de Rosenberg

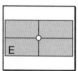

- 35 × 43 cm, horizontal
- Grade.

Posicionamento

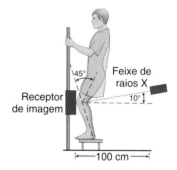

Figura 4.51 PA axial com sustentação de peso – RC em angulação caudal de 10°.

- Paciente ereto em incidência PA, em pé no degrau anexado à mesa radiológica ou sobre um banquinho se for utilizado um *bucky* vertical, de modo que o paciente seja colocado em uma altura suficiente para uma angulação caudal de 10°
- Peso uniformemente distribuído
- Posicione os pés retos à frente, com o peso uniformemente distribuído sobre ambos os pés e os joelhos flexionados a 45°; faça com que o paciente use o dispositivo *bucky* como apoio, com a patela tocando o *bucky* vertical
- Alinhe e centralize as pernas e os joelhos com o RC e na linha média do *bucky* vertical e RI; a altura do RI é ajustada de acordo com o RC.

Raio central:
- 10° caudal ao ponto médio entre as articulações do joelho – 1,25 cm abaixo do ápice da patela.

DFR: 100 cm.

Colimação: Faça a colimação nos quatro lados da área de interesse; inclua a parte distal dos fêmures, a parte proximal das tíbias e fíbulas e as margens dos tecidos moles.

Faixa de kVp: 70 a 80

	cm	kVp	mA	Tempo	mAs	DFR	Indicador de exposição
P							
M							
G							

AP ou PA bilateral com sustentação de peso: joelho
Método de Rosenberg

Critérios de avaliação

Anatomia demonstrada
- Fêmur distal, tíbia e fíbula proximais e espaços articulares femorotibiais.

Posicionamento
- A ausência de rotação dos joelhos é evidenciada pela aparência simétrica dos espaços articulares.

Exposição
- Densidade (brilho) e contraste ideais; nenhum artefato de movimento
- Trabeculação óssea claramente visível.

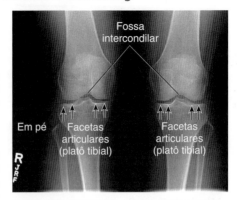

Figura 4.52 AP dos joelhos com sustentação de peso – bilateral.

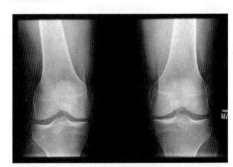

Figura 4.53 PA axial dos joelhos com sustentação de peso – método de Rosenberg.

PA e AP axial ("incidências em túnel"): fossa intercondilar

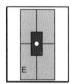

Métodos de Camp Coventry e Holmblad

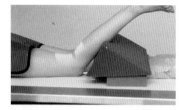

Figura 4.54 PA axial (Camp Coventry).

- 18 × 24 cm, vertical, ou 35 × 43 cm para estudos bilaterais, vertical
- Grade.

Posicionamento

- Método de Camp Coventry: Paciente em decúbito ventral, joelho flexionado de 40° a 50°, apoio grande sob o tornozelo
- Método de Holmblad: Paciente ajoelhado sobre a mesa radio-

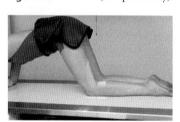

Figura 4.55 Método alternativo de Holmblad – paciente ajoelhado, inclinado para frente em 20° a 30° – RC ⊥ ao RI.

lógica ou parcialmente em pé (requer elevação da mesa radiológica)
- Joelho centralizado no RC
- RI centralizado no RC projetado.

Raio central

- **Método de Camp Coventry:** RC em angulação caudal de 40° a 50° (⊥ à perna), centralizado na articulação do joelho e emergindo na margem distal da patela
- **Método de Holmblad:** RC ⊥ à perna e no meio da fossa poplítea.

DFR: 100 cm.

Colimação: Faça a colimação nos quatro lados da área de interesse; inclua as margens dos tecidos moles.

Faixa de kVp:					70 a 80	
	cm	kVp	mA	Tempo	mAs	DFR	Indicador de exposição
P							
M							
G							

PA: patela

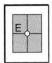

- 18 × 24 cm, vertical
- Grade.

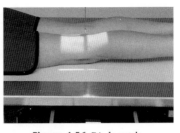

Figura 4.56 PA da patela.

Posicionamento

- O paciente deve estar em decúbito ventral, com o joelho centralizado ao RC e na linha média da mesa radiológica ou do RI
- Se a área da patela estiver dolorida, coloque um acolchoamento embaixo da coxa e da perna para evitar a pressão direta sobre a área
- Para uma incidência em perfil absoluto, rode internamente a parte anterior do joelho em aproximadamente 5°, ou conforme necessário para estabelecer uma linha imaginária paralela entre os epicôndilos e o plano do RI
- Alinhe e centralize o RI ao RC.

Raio central: RC ⊥, centralizado na região central da patela (no meio da fossa poplítea).

DFR: 100 cm.

Colimação: Faça a colimação nos quatro lados da área de interesse; inclua as margens dos tecidos moles.

Faixa de kVp:					70 a 80	
	cm	kVp	mA	Tempo	mAs	DFR	Indicador de exposição
P							
M							
G							

Perfil – médio-lateral: patela

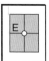

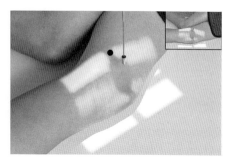

- 18 × 24 cm, vertical
- Grade > 10 cm, RI < 10 cm.

Posicionamento

- Paciente em decúbito lateral sobre o lado afetado, joelho

Figura 4.57 Médio-lateral da patela.

e perna não afetados para trás para evitar a rotação excessiva
- Flexione o joelho aproximadamente de 5° a 10° para evitar a separação dos fragmentos de fratura, quando presentes
- Área da articulação patelofemoral centralizada ao RC e na linha média do RI.

Raio central: RC ⊥, centralizado no meio da articulação patelofemoral.
DFR: 100 cm.
Colimação: Faça a colimação nos quatro lados da área de interesse; inclua as margens dos tecidos moles.

Faixa de kVp: 70 a 80

	cm	kVp	mA	Tempo	mAs	DFR	Indicador de exposição
P							
M							
G							

PA axial: fossa intercondilar
PA e perfil: patela

Critérios de avaliação

Anatomia demonstrada

- **PA axial:** Fossa intercondilar, côndilos femorais, platôs tibiais e eminência intercondilar
- **PA:** Articulação do joelho e contorno da patela através do fêmur distal
- **Perfil:** Patela, articulação patelofemoral e articulação femorotibial em perfil.

Posicionamento

- **PA axial:** Ausência de rotação, evidenciada pela simetria dos côndilos femorais distais e pela centralização da eminência intercondilar
- **PA:** Sem rotação, côndilos femorais de aparência simétrica; a patela parece estar centralizada no fêmur
- **Perfil:** Patela em perfil e articulação patelofemoral "aberta".

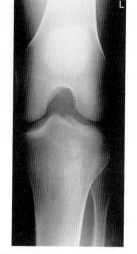

Figura 4.58 PA axial – incidência da fossa intercondilar.

Exposição

- Densidade (brilho) e contraste ideais; nenhum artefato de movimento
- Tecidos moles e trabeculação óssea claramente visíveis.

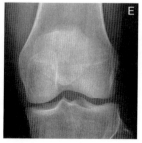

Figura 4.59 PA da patela. (Cortesia de Joss Wertz, DO.)

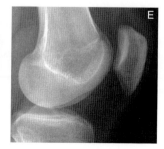

Figura 4.60 Perfil da patela.

Tangencial – axial: patela

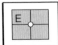

Método de Merchant bilateral

- 18 × 24 cm, horizontal, ou 35 × 43 cm para estudos bilaterais, horizontal
- Sem grade
- É necessário dispositivo ajustável para apoio da perna e do RI.

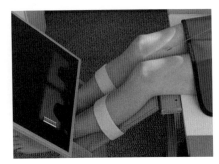

Figura 4.61 Tangencial bilateral (método de Merchant).

Posicionamento

- O paciente deve estar em decúbito dorsal com os joelhos flexionados a 40° sobre apoios para a perna (é importante que o paciente esteja confortável, com as pernas totalmente relaxadas para impedir a "entrada" da patela no sulco intercondilar)
- Coloque o RI em apoios contra as pernas, cerca de 30 cm distalmente à patela, perpendicular ao RC.

Raio central
- RC em angulação caudal de 30° em relação à horizontal (30° da diáfise femoral)
- RC a meia distância entre as patelas.

DFR: 120 a 180 cm (o DFR maior diminui a ampliação da imagem).
Colimação: Faça a colimação nos quatro lados da área de interesse; inclua as margens dos tecidos moles.

Faixa de kVp:					70 a 80	
	cm	kVp	mA	Tempo	mAs	DFR	Indicador de exposição
P							
M							
G							

Tangencial – axial (decúbito ventral): patela
Métodos de Settegast e Hughston

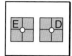

De modo geral, obtida bilateralmente para fins comparativos:

- 35 × 43 cm, horizontal para estudo bilateral; 24 × 30 cm horizontal para estudo unilateral
- Sem grade
- Protetor de chumbo em caso de múltiplas exposições no mesmo RI.

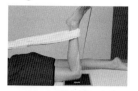

Figura 4.62 Settegast – joelho flexionado a 90° – RC de 15° a 20° com a perna.

Posicionamento

- **Hughston:** Paciente em decúbito ventral, joelho flexionado entre 50° e 60° em relação à extensão total
- O paciente pode usar uma gaze ou fita adesiva para manter a perna na posição; pode ainda apoiar o pé no dispositivo de apoio (não no colimador)

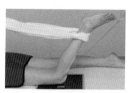

Figura 4.63 Hughston – joelho flexionado a 50° a 60° – RC em angulação cefálica de 45°. Advertência: Se o colimador estiver quente, deve-se usar um protetor.

- **Settegast:** Paciente em decúbito ventral, joelho flexionado a 90°.

Raio central: RC centralizado no meio da articulação patelofemoral

- **Hughston:** RC em angulação cefálica de 45° (RC tangencial ao espaço articular patelofemoral) (joelho flexionado a 50° a 60°)
- **Settegast:**

Advertência: Esta flexão aguda do joelho não deve ser tentada até que se descartem fraturas da patela com outras incidências.

RC em angulação cefálica de 15° a 20° (RC tangencial ao espaço articular patelofemoral) (joelho flexionado a 90°).

DFR: 100 a 120 cm.

Colimação: Faça a colimação nos quatro lados da área de interesse; inclua as margens dos tecidos moles.

Faixa de kVp: 70 a 80

	cm	kVp	mA	Tempo	mAs	DFR	Indicador de exposição
P							
M							
G							

Tangencial superoinferior na posição sentada: patela

Modificação de Hobbs

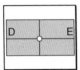

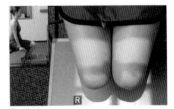

Figura 4.64 Tangencial superoinferior (modificação de Hobbs).

Advertência: Esta flexão aguda do joelho não deve ser tentada até que se descartem fraturas da patela com outras incidências. Geralmente realizada bilateralmente em um RI para fins de comparação.

- 35 × 43 cm, horizontal, ou 18 × 24 cm, horizontal (unilateral)
- Sem grade.

Posicionamento

- Paciente sentado em uma cadeira, RI colocado sob os joelhos em um banquinho ou suporte para ajudar a reduzir a distância entre o receptor e a imagem
- Joelhos flexionados com os pés colocados ligeiramente embaixo da cadeira.

Raio central: Perpendicular ao RI (tangencial à articulação patelofemoral) e centralizado a meia distância entre as articulações patelofemorais.

DFR: 120 a 125 cm.

Colimação: Faça a colimação nos quatro lados da área de interesse; inclua as margens dos tecidos moles.

Faixa de kVp:					70 a 80	
cm	kVp	mA	Tempo	mAs	DFR	Indicador de exposição
P						
M						
G						

Tangencial superoinferior na posição sentada (bilateral): patela

Modificação de Hobbs

Critérios de avaliação

Anatomia demonstrada

- Incidência tangencial da patela
- Espaço articular patelofemoral "aberto".

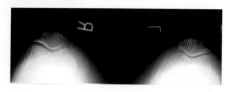

Figura 4.65 Método tangencial superoinferior na posição sentada.

Posicionamento

- Separação entre a patela e o sulco intercondilar
- Articulação patelofemoral "aberta".

Exposição

- Densidade (brilho) e contraste ideais; nenhum artefato de movimento
- Tecidos moles e trabeculação óssea claramente visíveis.

AP: membro inferior (pediátrico)

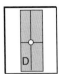

- Tamanho e posicionamento do RI determinados pelo tamanho da parte do corpo a ser avaliada; frequentemente vertical
- Sem grade
- Protetor de chumbo nas regiões radiossensíveis fora da região de interesse.

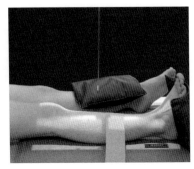

Figura 4.66 AP do membro inferior.

Observação: Se o pé for a área específica de interesse, podem ser necessárias também as incidências em AP e perfil do pé.

Posicionamento: paciente em decúbito dorsal, incluindo todo o membro

- Pode ser necessário um segundo RI da pelve ou do fêmur proximal (consulte o Capítulo 16 do tratado de Bontrager)
- Deve-se utilizar as técnicas de imobilização necessárias
- Use a assistência dos pais apenas se necessário; fornecer luvas e avental de chumbo.

Raio central: RC ⊥, centralizado no meio do membro (meio do RI).
DFR: 100 cm.
Colimação: Faça a colimação nos quatro lados da área de interesse; inclua as margens dos tecidos moles.

Faixa de kVp:					50 a 60	
	cm	kVp	mA	Tempo	mAs	DFR	Indicador de exposição
P							
M							
G							

Perfil: membro inferior (pediátrico)

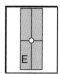

- Tamanho e posicionamento do RI determinados pelo tamanho da parte do corpo a ser avaliada; frequentemente vertical
- Sem grade
- Protetor de chumbo nas regiões radiossensíveis fora da região de interesse.

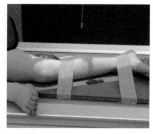

Figura 4.67 Perfil de membro inferior (ver *Observação*).

Observação: Se o pé for a área específica de interesse, podem ser necessárias também as incidências em AP e perfil do pé.

Posicionamento

- Paciente em semidecúbito, incluindo todo o membro
- Deve-se utilizar as técnicas de imobilização necessárias. Abduza (perna de rã) o membro afetado até uma posição lateral, imobilizando com fita adesiva ou faixa elástica (não tentar realizar esta manobra em pacientes com trauma ou doença no quadril)
- Exames bilaterais podem ser solicitados em RI único para um levantamento ósseo ou para fins de comparação
- Se a assistência dos pais for necessária, forneça luvas e avental de chumbo.

Raio central: RC ⊥, centralizado no meio do membro (meio do RI).
DFR: 100 cm.
Colimação: Faça a colimação nos quatro lados da área de interesse; inclua as margens dos tecidos moles.

Faixa de kVp:					50 a 60	
cm	kVp	mA	Tempo	mAs	DFR	Indicador de exposição
P						
M						
G						

AP e médio-lateral: pé (pediátrico)
Pé torto congênito – método de Kite

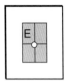
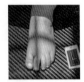

- 18 × 24 cm, vertical
- Sem grade.

Figura 4.68 AP do pé (método de Kite).

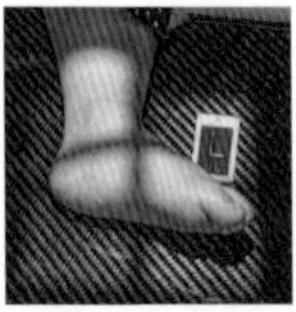

Figura 4.69 Médio-lateral do pé (método de Kite).

Observação: No **método de Kite**, não deve haver tentativa de endireitar o pé durante sua colocação no RI. O pé é colocado ou imobilizado para a obtenção de incidências frontal e lateral (incidências AP e lateral) em angulação de 90° uma da outra. De modo geral, obtêm-se imagens dos dois pés para comparação.

Posicionamento
- **AP:** Eleve o paciente no apoio, flexione o joelho, coloque o pé no RI
- **Perfil:** Paciente e/ou perna de lado, com o lado afetado para baixo; use uma fita adesiva ou faixa elástica.

Raio central
- **AP:** RC ⊥ ao RI, direcionado à metade dos ossos tarsais (Kite recomenda um ângulo de 0°)
- **Perfil:** RC ⊥, centralizado na parte proximal dos metatarsos.

DFR: 100 cm.

Colimação: Faça a colimação nos quatro lados da área de interesse; inclua as margens dos tecidos moles.

Faixa de kVp:					50 a 60	
cm	kVp	mA	Tempo	mAs	DFR	Indicador de exposição
P						
M						
G						

Capítulo 5

Fêmur e Cintura Pélvica

- Proteção radiológica 158
- Métodos para localizar cabeça e colo do fêmur 159

Fêmur

- AP (R) 160
- Perfil (R) 161
- AP e perfil:
  porções média
  e distal
  do fêmur 162
- Perfil com raios
  horizontais (feixe
  horizontal) (trauma) 163

Fêmur proximal (quadris)

- AP bilateral (R) 164
- AP unilateral (R) 165
- AP unilateral
  – análise 166

Perfil do quadril (ausência de trauma)

- Unilateral em
  "perna de rã"
  (método de Cleaves
  modificado) (R) 167
- AP bilateral em
  "perna de rã"
  (método de Cleaves
  modificado) (R) 168
- AP bilateral em
  "perna de rã"
  – análise 170

Perfil do quadril (trauma)

- Axiolateral inferossuperior
  (método de Danelius-Miller)
  (R) 171
- Axiolateral inferossuperior
  (método de Danelius-Miller)
  – análise 172

Pelve

- AP (R) 173
- AP – análise 174
- AP axial (incidências de
  "entrada" e "saída") (E) 175
- AP axial (incidências de
  "entrada" e "saída")
  – análise 176

Acetábulo e anel pélvico

- Oblíqua posterior
  (método de Judet) (E) 177
- Oblíqua posterior
  – análise 178
- PA axial oblíqua
  (método de Teufel) (E)........179
- PA axial oblíqua
  (método de Teufel)
  – análise 180

Quadris e pelve pediátricos

- AP e perfil (E) 181

(R) Rotina, (E) Especial

Proteção radiológica

Em exames da pelve e do quadril, devido à proximidade dos tecidos radiossensíveis (fêmures proximais, gônadas, áreas pélvicas não acometidas) com o feixe primário de raios X, a proteção radiológica gonadal precisa é muito importante. Porém, não deve interferir no objetivo clínico do estudo.

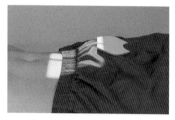

Figura 5.1 Proteção radiológica gonadal masculina.

Proteção radiológica masculina: Todos os homens devem usar protetores gonadais durante estudos radiológicos da pelve e do quadril. Deve-se utilizar protetores de contato sobre os testículos, com sua extremidade superior na margem inferior da sínfise púbica. A proteção gonadal não deve ocultar os itens anatômicos essenciais.

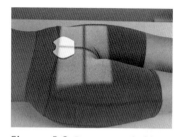

Figura 5.2 Proteção radiológica ovariana feminina (bordas superiores na espinha ilíaca anterossuperior (EIAS) ou ligeiramente acima dela; borda inferior logo acima do púbis).

Proteção radiológica feminina: Para incidências em AP e em "pernas de rã" dos quadris, protetores ovarianos com formato especial podem ser cuidadosamente colocados sobre a área dos ovários sem obscurecer a anatomia essencial, conforme mostrado na figura. Essa medida deve ser utilizada em todas as mulheres. Entretanto, esses protetores ovarianos podem obscurecer a anatomia essencial em determinados exames pélvicos. O departamento de imagem deve ter normas estabelecidas sobre a proteção radiológica e a faixa de kVp a ser usada.

Faixa de kVp: Maior faixa de kVp (80 a 90 kVp) com menor mAs pode ser utilizada em exames do quadril e da pelve de adultos com o objetivo de reduzir a dose total de radiação ao paciente.

A colimação rigorosa na área de interesse é importante em todos os procedimentos, incluindo o quadril e a pelve, mesmo com o uso da proteção gonadal. (Ver Apêndice A para explicações adicionais.)

Métodos para localizar cabeça e colo do fêmur

Primeiro método: Pode-se localizar com precisão a cabeça e o colo do fêmur desenhando uma linha imaginária entre dois pontos de referência: a **EIAS** e a **sínfise púbica**. Do ponto médio desta linha, desenha-se outra linha imaginária perpendicular, que localiza a cabeça e/ou o colo do fêmur. A cabeça do fêmur (A) fica aproximadamente 4 cm abaixo desta linha. A porção média do colo do fêmur (B) fica aproximadamente 6 a 7 cm abaixo, como mostra a Figura 5.3.

Segundo método: O segundo método para localizar o colo do fêmur (B) é aproximadamente de 2,5 a 5 cm medial à EIAS, no nível da margem proximal ou superior da sínfise púbica, que está de 8 a 10 cm distal à EIAS.

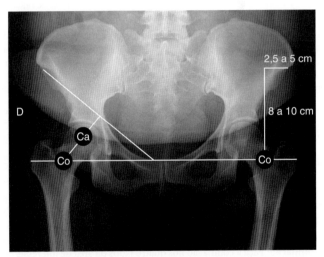

Figura 5.3 Ca, Cabeça do fêmur. Co, Colo do fêmur.

AP: fêmur

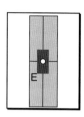

- 35 × 43 cm, vertical
- Grade
- Para fazer o melhor uso do efeito da inclinação anódica, coloque o quadril na extremidade catódica do feixe de raios X. Se disponível, use um filtro de compensação.

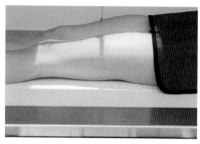

Figura 5.4 AP da porção média e distal do fêmur.

Observação: Em adultos, para estudar essas articulações e descartar possíveis fraturas, um segundo receptor de imagem (RI) menor deve ser utilizado no quadril ou joelho de pacientes que experimentaram trauma.

Posicionamento

- O paciente deve estar em decúbito dorsal, com o fêmur centralizado na linha média da mesa radiológica ou da grade do RI
- Rode medialmente todo o membro inferior em ± 5° para a incidência AP absoluta da parte média e distal do fêmur
- A borda inferior do RI deve ficar em torno de 5 cm abaixo do joelho para a inclusão adequada desta articulação (ver AP unilateral do quadril para a porção proximal do fêmur)
- **Proteja os tecidos radiossensíveis** em pacientes de ambos os sexos.

Raio central: RC ⊥ ao fêmur, ao meio do RI.

DFR: 100 cm.

Colimação: Faça a colimação nos quatro lados da área de interesse, de modo a incluir as margens dos tecidos moles.

Faixa de kVp:					75 a 85	
	cm	kVp	mA	Tempo	mAs	DFR	Indicador de exposição
P							
M							
G							

Perfil: fêmur

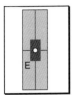

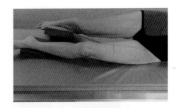

Advertência: Em caso de suspeita de fratura, realize a radiografia com raios horizontais (feixe horizontal).

Figura 5.5 Médio-lateral das porções média e distal do fêmur.

- 35 × 43 cm, vertical
- Grade
- Para fazer o melhor uso do efeito da inclinação anódica, coloque o quadril na extremidade catódica do feixe de raios X. Se disponível, use um filtro de compensação.

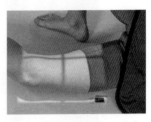

Observação: Em adultos, deve-se utilizar um segundo RI, menor, para fazer a radiografia em perfil do quadril ou do joelho, caso estas articulações sejam áreas de interesse.

Figura 5.6 Médio-lateral das porções média e proximal do fêmur.

Posicionamento

- O paciente deve estar em decúbito lateral com a perna não afetada posicionada atrás do paciente para evitar a rotação excessiva
- Inclua uma quantidade suficiente do joelho ou do quadril em uma extremidade do RI
- Flexione o joelho afetado em aproximadamente 45° e alinhe o fêmur com a linha média da mesa radiológica
- Proteja os tecidos radiossensíveis quando possível.

Raio central: RC ⊥ ao fêmur, no meio do RI.

DFR: 100 cm.

Colimação: A colimação longa e estreita nos quatro lados da área de interesse deve incluir as margens dos tecidos moles.

Faixa de kVp:						75 a 85
	cm	kVp	mA	Tempo	mAs	DFR	Indicador de exposição
P							
M							
G							

161

AP e perfil: porções média e distal do fêmur

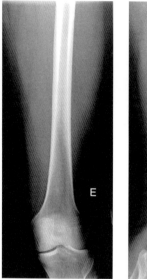 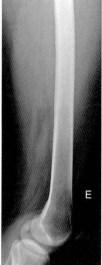

Figura 5.7 AP.   **Figura 5.8** Perfil.

Critérios de avaliação

Anatomia demonstrada

- **AP e perfil:** Dois terços distais do fêmur, incluindo a articulação do joelho.

Posicionamento

- **AP:** Ausência de rotação; os côndilos femorais e tibiais exibem tamanho e formato simétricos
- **Perfil:** No perfil absoluto, os côndilos femorais aparecem sobrepostos.

Exposição

AP e perfil

- Densidade (brilho) e contraste ideais; nenhum artefato de movimento
- Trabeculação óssea fina.

Perfil com raios horizontais (feixe horizontal): porções média e distal do fêmur (trauma)

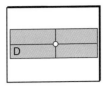

- 35 × 43 cm, vertical (ao eixo longo do fêmur)
- Grade portátil.

Observação: Em caso de lesão da porção proximal do fêmur, deve-se realizar o exame axiolateral do quadril (método de Danelius-Miller).

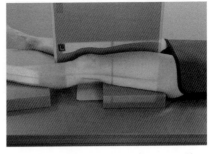

Figura 5.9 Incidência com raios horizontais (feixe horizontal) pós-trauma (porções medial e distal do fêmur).

Posicionamento

- Sem mover o paciente com história de trauma do decúbito dorsal, levante delicadamente a perna afetada e coloque um apoio sob o joelho e a perna
- Coloque o RI vertical entre as pernas, o mais superiormente possível, incluindo o joelho distalmente. Use fita adesiva para manter a posição da grade e do RI
- **Proteja os tecidos radiossensíveis** em pacientes de ambos os sexos.

Raio central: RC em feixe horizontal, ⊥ ao fêmur no ponto médio do RI.
DFR: 100 cm.
Colimação: Faça a colimação nos quatro lados da área de interesse, de modo a incluir as margens dos tecidos moles.

	cm	kVp	mA	Tempo	mAs	DFR	Indicador de exposição
P							
M							
G							

Faixa de kVp: 75 a 85

AP bilateral: fêmur proximal (quadril bilateral)

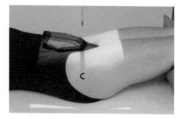

Advertência: Não tente rodar internamente o membro em caso de suspeita de fratura ou luxação de quadril. Posicione o paciente movendo o mínimo possível o membro afetado.

Figura 5.10 AP bilateral dos quadris.

Observação: Para centralização da pelve na incidência AP, ver tratado Bontrager.

- 35 × 43 cm, horizontal
- Grade.

Posicionamento

- O paciente deve estar ereto ou em decúbito dorsal, alinhado e centralizado ao RC e RI, com ambos os membros inferiores estendidos e em rotação interna simétrica de 15° a 20°
- Certifique-se de que não haja rotação da pelve (EIAS bilateralmente equidistantes à mesa radiológica). Coloque um apoio sob os joelhos do paciente para melhorar o conforto
- Separe as pernas e os pés, depois **rode medialmente** os eixos longos dos pés e todo o membro inferior em **15° a 20°**
- Centralize o RI ao RC. **Proteja os tecidos radiossensíveis** (pacientes de ambos os sexos).

Raio central: RC ⊥ ao ponto médio entre as cabeças do fêmur (cerca de 2 cm acima da sínfise púbica e aproximadamente 5 cm abaixo do nível das EIAS).

DFR: 100 cm.

Colimação: Faça a colimação nos quatro lados da área de interesse, de modo a incluir as margens dos tecidos moles.

Respiração: Suspensa durante a exposição.

Faixa de kVp:						80 a 90
	cm	kVp	mA	Tempo	mAs	DFR	Indicador de exposição
P							
M							
G							

AP unilateral: fêmur proximal (quadril)

Advertência: Não tente rodar os membros em caso de suspeita de fratura. Deve-se realizar uma incidência AP da pelve que inclua ambos os quadris para comparação antes de realizar uma radiografia em AP de quadril unilateral à procura de um possível trauma de quadril ou pelve.

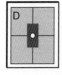

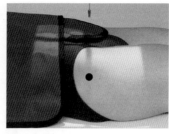

Figura 5.11 AP do quadril – RC no colo do fêmur.

- 24 × 30 cm, vertical
- Grade.

Posicionamento

- O paciente deve estar ereto ou em decúbito dorsal, com a perna estendida e em rotação medial de 15° a 20° (na ausência de traumatismo)
- Localize e centralize o colo do fêmur com o RC; coloque um apoio sob os joelhos do paciente para melhorar o conforto
- Certifique-se de que a pelve **não esteja rodada** (EIAS bilateralmente equidistantes à mesa radiológica)
- Rode o membro afetado **internamente de 15° a 20°**
- Centralize o RI ao RC; **proteja os tecidos radiossensíveis** (pacientes de ambos os sexos).

Raio central: RC ⊥ RI, direcionado de 2,5 a 5 cm distal ao meio do colo do fêmur (para inclusão de todo o aparelho ortopédico do quadril, caso haja um).

DFR: 100 cm.

Colimação: Faça a colimação nos quatro lados da área de interesse, de modo a incluir as margens dos tecidos moles.

Respiração: Suspensa durante a exposição.

	cm	kVp	mA	Tempo	mAs	DFR	Indicador de exposição
P							
M							
G							

Faixa de kVp: 80 a 85

AP unilateral: fêmur proximal (quadril)

Critérios de avaliação

Anatomia demonstrada
- Terço proximal do fêmur e partes adjacentes da cintura pélvica
- Todo o aparelho ortopédico, caso haja um.

Posicionamento
- Trocânter maior, cabeça e colo do fêmur em perfil
- O trocânter menor é pouco ou não visível.

Exposição
- Densidade (brilho) e contraste ideais; nenhum artefato de movimento
- Trabeculação óssea nítida claramente visível.

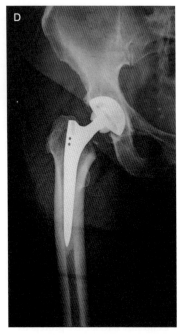

Figura 5.12 AP do quadril. (*Copyright* Getty Images/DieterMeyrl.)

Unilateral em "perna de rã": perfil do quadril (ausência de trauma)

Método de Cleaves modificado

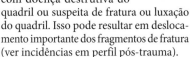

Advertência: Não utilize esse posicionamento em pacientes com doença destrutiva do quadril ou suspeita de fratura ou luxação do quadril. Isso pode resultar em deslocamento importante dos fragmentos de fratura (ver incidências em perfil pós-trauma).

- 24 × 30 cm, horizontal
- Grade.

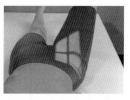

Figura 5.13 Perfil do quadril direito em "perna de rã" (para radiografia do colo do fêmur).

Posicionamento

- O paciente deve estar ereto ou em decúbito dorsal
- Para exame do colo do fêmur, flexione o joelho e o quadril afetados e abduza o fêmur a 45° da vertical*

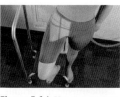

Figura 5.14 Versão com o paciente na posição ereta do método de Cleaves modificado.

- Para o exame da cabeça do fêmur, acetábulo e diáfise proximal do fêmur, o paciente deve ficar inclinado em ângulo de 35° a 45° em direção ao lado afetado, com a perna abduzida na mesa radiológica ou *bucky*, se possível. Centralize o quadril e a área do colo do fêmur ao RC
- Centralize o RI ao RC. **Proteja os tecidos radiossensíveis** (homens e mulheres).

Raio central: RC ⊥ ao meio do colo do fêmur (ver métodos de localização).

DFR: 100 cm.

Colimação: Faça a colimação nos quatro lados da área de interesse, de modo a incluir as margens dos tecidos moles.

Respiração: Suspensa durante a exposição.

---

*Menor abdução do fêmur (apenas de 20° a 30° da vertical) minimiza o encurtamento do colo do fêmur.

Faixa de kVp: 80 a 85

	cm	kVp	mA	Tempo	mAs	DFR	Indicador de exposição
P							
M							
G							

AP bilateral em "perna de rã": quadris (ausência de trauma)

Método de Cleaves modificado

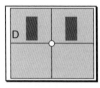

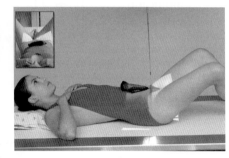

Figura 5.15 Bilateral em "perna de rã" (para comparação).

Advertência: Não utilize esse posicionamento em pacientes com doença destrutiva do quadril ou suspeita de fratura ou luxação do quadril. Isso pode resultar em deslocamento importante dos fragmentos de fratura (ver incidências em perfil pós-trauma).

- 35 × 43 cm, horizontal
- Grade.

Posicionamento

- O paciente deve estar em decúbito dorsal, centralizado ao RC e ao RI, com os quadris e joelhos flexionados e os **fêmures igualmente abduzidos** em ângulo de 40° a 45° da vertical,* se possível, com as superfícies plantares dos pés unidas
- Certifique-se de que a pelve **não esteja rodada** (EIAS bilateralmente equidistantes à mesa radiológica)
- Centralize o RI ao RC; **proteja os tecidos radiossensíveis** (pacientes de ambos os sexos).

Raio central: RC ⊥ ao RI, na altura das cabeças dos fêmures bilateralmente (em torno de 7 a 8 cm inferior à altura das EIAS).

DFR: 100 cm.

Colimação: Faça a colimação nos quatro lados da área de interesse, de modo a incluir as margens dos tecidos moles.

Respiração: Suspensa durante a exposição.

---

*Menor abdução do fêmur (apenas de 20° a 30° da vertical) minimiza o encurtamento do colo do fêmur.

Faixa de kVp:				80 a 90		
	cm	kVp	mA	Tempo	mAs	DFR	Indicador de exposição
P							
M							
G							

AP bilateral em "perna de rã": quadril bilateral (ausência de trauma)

Critérios de avaliação

Anatomia demonstrada

- Cabeça e colo dos fêmures, acetábulo e anatomia trocantérica.

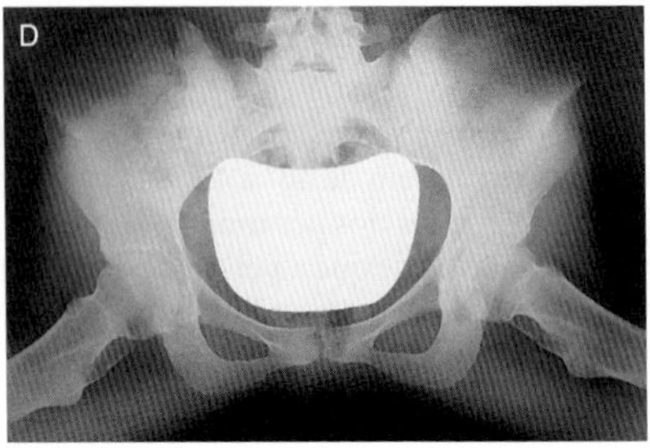

Posicionamento

- Ausência de rotação evidenciada pela simetria dos ossos pélvicos
- Os pequenos trocânteres exibem o mesmo tamanho
- Distorção mínima do colo do fêmur
- Grande trocânter sobreposto ao colo do fêmur.

Exposição

- Densidade (brilho) e contraste ideais; nenhum artefato de movimento
- Trabeculação óssea nítida claramente visível.

Figura 5.16 AP bilateral em "perna de rã".

Axiolateral inferossuperior: perfil do quadril (trauma)
Método de Danelius-Miller

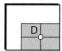

Advertência: Não se deve tentar rodar internamente o membro inferior na avaliação inicial de pacientes pós-trauma.

- 24 × 30 cm, horizontal (longitudinal em relação ao eixo longo do fêmur)
- Grade portátil
- Se disponível, use um filtro de compensação.

Figura 5.17 Axiolateral do quadril pós-trauma (apoio sob o pé).

Posicionamento

- O paciente deve estar em decúbito dorsal, sem rotação da pelve
- Flexione e eleve o joelho e o quadril não afetados, colocando um apoio
- Realize uma rotação interna de 15° da perna a ser avaliada, **se esta manobra não for contraindicada por suspeita de fratura de quadril**
- Coloque o RI na prega acima da crista ilíaca e ajuste de maneira que fique **paralelo ao colo do fêmur** e **perpendicular ao RC**. Use um suporte de RI, se disponível, ou use sacos de areia para segurar o RI/grade no lugar.

Raio central: RC horizontal, perpendicular à área do colo do fêmur e ao RI (ver "Métodos para localizar cabeça e colo do fêmur" na introdução deste capítulo).

DFR: 100 cm.

Colimação: Faça a colimação nos quatro lados da área de interesse, de modo a incluir as margens dos tecidos moles.

Respiração: Suspensa durante a exposição.

	cm	kVp	mA	Tempo	mAs	DFR	Indicador de exposição
P							
M							
G							

Faixa de kVp: 80 a 95

Axiolateral inferossuperior: perfil do quadril (trauma)

Método de Danelius-Miller

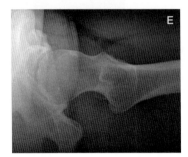

Figura 5.18 Axiolateral do quadril.

Critérios de avaliação

Anatomia demonstrada
- Toda a cabeça, colo e trocânteres do fêmur, além do acetábulo
- Todo o aparelho ortopédico, se houver.

Posicionamento
- Cabeça e colo do fêmur e acetábulo visíveis com pouca sobreposição pelo quadril oposto
- Sem linhas de grade visíveis na radiografia
- Distorção mínima do colo do fêmur.

Exposição
- Densidade (brilho) e contraste ideais; nenhum artefato de movimento
- Trabeculação óssea nítida claramente visível.

AP: pelve

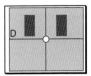

Incluir o fêmur proximal bilateralmente, a cintura pélvica, o sacro e o cóccix.

Advertência: Não se deve tentar rodar internamente os membros inferiores em caso de suspeita de fratura ou luxação de quadril. Posicione o membro afetado movimentando-o o mínimo possível.

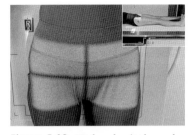

Figura 5.19 AP da pelve (toda a pelve centralizada no RI).

Observação: Ver centralização dos quadris no Capítulo 9, *Abdome e Exames Contrastados Comuns*.

- 35 × 43 cm, horizontal
- Grade.

Posicionamento

- O paciente deve estar em decúbito dorsal, com a pelve centralizada na linha central e os membros inferiores estendidos
- Os pés, joelhos e pernas devem estar em rotação interna simétrica de 15° a 20° (prenda com fita adesiva, se necessário). Coloque apoios sob os joelhos para melhorar o conforto
- Certifique-se de que não haja rotação da pelve (EIAS equidistantes da mesa radiológica)
- Centralize o RI ao RC (com inclusão de toda a pelve). **Proteja os tecidos radiossensíveis** (caso isso não comprometa o estudo).

Raio central: RC ⊥, a meia distância entre as EIAS e a sínfise púbica (aproximadamente 5 cm distal à altura das EIAS).
DFR: 100 cm.
Colimação: Faça a colimação nos quatro lados da área de interesse, de modo a incluir as margens dos tecidos moles.
Respiração: Suspensa durante a exposição.

Faixa de kVp:					80 a 90	
	cm	kVp	mA	Tempo	mAs	DFR	Indicador de exposição
P							
M							
G							

AP: pelve

Critérios de avaliação

Anatomia demonstrada
- Cintura pélvica, L5, sacro, cóccix e fêmur proximal bilateralmente
- Todo o aparelho ortopédico (se presente).

Posicionamento
- Em geral, os pequenos trocânteres não são visíveis (na ausência de trauma)
- **Ausência de rotação** evidenciada pela simetria dos ílios e dos forames obturados.

Exposição
- Densidade (brilho) e contraste ideais para a visualização de L5, do sacro e das margens da cabeça do fêmur e do acetábulo; sem movimento
- Tecidos moles e trabeculação óssea nítida claramente visíveis.

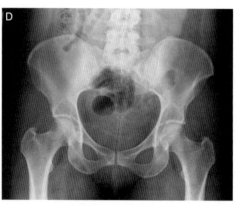

Figura 5.20 AP da pelve.

AP axial (incidências de "entrada" e "saída"): pelve

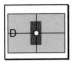

- 35 × 43 cm, horizontal
- Grade.

Posicionamento

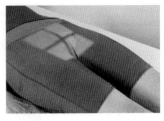

Figura 5.21 AP axial da pelve.

- O paciente deve estar em decúbito dorsal; seu plano médio sagital é alinhado com o RC e com a linha média da mesa radiológica ou RI
- Não é necessário rotação da pelve (EIAS equidistantes da mesa radiológica)
- RI centralizado ao RC projetado

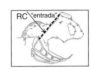

Figura 5.22 RC a 40° caudal para incidência de "entrada".

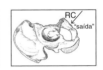

Figura 5.23 RC em ângulo cefálico de 20° a 35° para homens e de 30° a 45° para mulheres – incidência de "saída".

- O uso da proteção radiológica gonadal pode não ser possível sem obscurecer a anatomia essencial.

Raio central

- **"Entrada"**: RC em angulação caudal de 40° no nível das EIAS em homens e mulheres
- **"Saída"** (método de Taylor): RC: em homens, em angulação cefálica de 20° a 35°; em mulheres, em angulação cefálica de 30° a 45°, centralizado de 2,5 a 5 cm abaixo da sínfise púbica ou dos trocânteres maiores.

DFR: 100 cm.

Colimação: Faça a colimação nos quatro lados da área de interesse, de modo a incluir as margens dos tecidos moles.

Respiração: Suspensa durante a exposição.

Faixa de kVp:					80 a 90	
	cm	kVp	mA	Tempo	mAs	DFR	Indicador de exposição
P							
M							
G							

AP axial (incidências de "entrada" e "saída"): pelve

Critérios de avaliação

Anatomia demonstrada

- "Entrada": Anel pélvico ou "entrada da pelve" em sua totalidade
- "Saída": Ramos superior/inferior do púbis e ramo do ísquio.

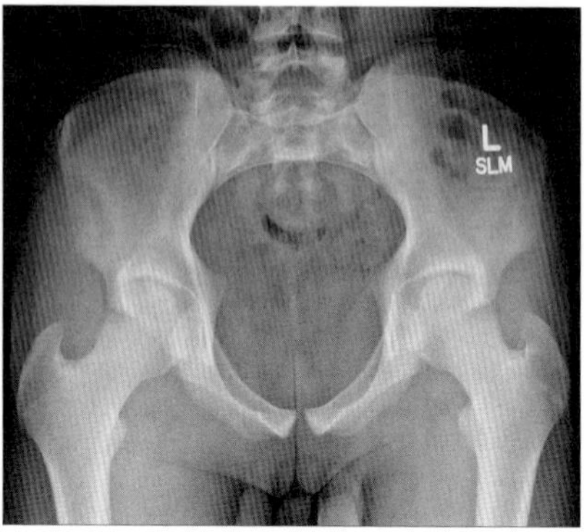

Posicionamento

- "Entrada": Espinhas isquiáticas visíveis, bilateralmente do mesmo tamanho; anel pélvico; ausência de rotação
- "Saída": Os forames obturados exibem tamanhos iguais; ossos pélvicos anteriores/inferiores; ausência de rotação.

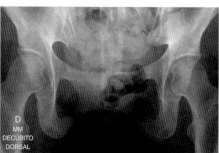

Figura 5.24 Incidência AP axial de "entrada".

Figura 5.25 Incidência AP axial de "saída". (Imagem cortesia de Joss Wertz, DO.)

Exposição

- Densidade (brilho) e contraste ideais; nenhum artefato de movimento
- Corpo e ramo superior do púbis visíveis
- Sobreposição das porções anterior e posterior do anel pélvico
- Margens ósseas e trabeculado ósseo nítidos.

Oblíqua posterior: acetábulo e anel pélvico
Método de Judet

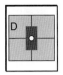 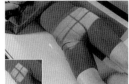 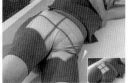

Figura 5.26 Acetábulo a ser avaliado para baixo.

Figura 5.27 Acetábulo a ser avaliado para cima.

Nota: Em geral, realizam-se imagens de ambos os lados para comparação, tanto com o acetábulo a ser avaliado para cima quanto para baixo.

Anel pélvico: Em caso de possíveis fraturas do anel pélvico por lesões em contragolpe, deve-se incluir toda a pelve. Neste caso, deve-se centralizar o paciente de modo a incluir ambos os quadris.

- 24 × 30 cm, vertical, ou 35 × 43 cm, horizontal (para visualização de ambos os quadris na mesma radiografia)
- Grade.

Posicionamento

- O paciente deve estar em semidecúbito ou ereto, em posição oblíqua posterior a 45°, centralizado para visualização do quadril de cima ou de baixo (dependendo da anatomia de interesse)
- Coloque um apoio de 45° sob o lado elevado e posicione os membros superiores e inferiores conforme mostrado na figura, a fim de manter essa posição.

Raio central:

- **Acetábulo a ser avaliado para baixo:** RC ⊥ e centralizado 5 cm distal e 5 cm medial à EIAS do lado de baixo
- **Acetábulo a ser avaliado para cima:** RC ⊥ e centralizado 5 cm distal à EIAS do lado de cima.

DFR: 100 cm.

Colimação: Faça a colimação nos quatro lados da área de interesse de modo a incluir as margens dos tecidos moles.

Respiração: Suspensa durante a exposição.

	cm	kVp	mA	Tempo	mAs	DFR	Indicador de exposição
P							
M							
G							

Faixa de kVp: 80 a 90

Oblíqua posterior: acetábulo
Método de Judet

Critérios de avaliação

Anatomia demonstrada

- **Lado a ser avaliado para baixo:** Demonstração da margem anterior do acetábulo, coluna ilioisquial posterior e asa do ílio
- **Lado a ser avaliado para cima:** Demonstração da margem posterior do acetábulo, coluna iliopúbica anterior e forame obturado
- Para estudos do anel pélvico, toda a pelve deve ser visualizada em ambas as posições oblíquas.

Posicionamento

- **Lado a ser avaliado para baixo:** Asa do ílio alongada e forame obturado "fechado"
- **Lado a ser avaliado para cima:** dsa do ílio encurtada e forame obturado "aberto".

Exposição

- Densidade (brilho) e contraste ideais; nenhum artefato de movimento
- Margens ósseas e trabeculação óssea nítidas.

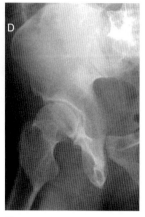

Figura 5.28 Oblíqua posterior direita – lado a ser avaliado para baixo.

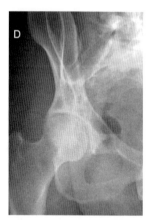

Figura 5.29 Oblíqua posterior esquerda – lado a ser avaliado para cima.

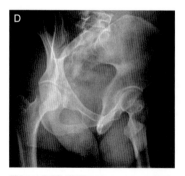

Figura 5.30 Oblíqua posterior esquerda – anel pélvico. (Cortesia do Dr. Luke Danaher, Radiopaedia.org, rID: 39777.)

Oblíqua posterior: acetábulo
Método de Judet

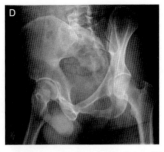

Figura 5.31 Oblíqua posterior direita – anel pélvico. (Cortesia do Dr. Luke Danaher, Radiopaedia.org, rID: 39777.)

PA axial oblíqua: acetábulo
Método de Teufel

Geralmente radiografam-se os dois lados para comparação.

- 24 × 30 cm, vertical
- Grade.

Posicionamento

- Paciente em posição de semipronação; lado afetado para baixo
- Promova a rotação oblíqua anterior do corpo de 35° a 40°.

Raio central:

- RC em angulação cefálica de 12°
- Se a anatomia de interesse estiver no lado de baixo, deve-se direcionar o RC ⊥ centralizado 2,5 cm superior ao nível do grande trocânter; cerca de 5 cm lateralmente ao plano médio sagital.

DFR: 100 cm.

Colimação: Faça a colimação nos quatro lados da área de interesse, de modo a incluir as margens dos tecidos moles.

	cm	kVp	mA	Tempo	mAs	DFR	Indicador de exposição
P							
M							
G							

Faixa de kVp: 75 a 85

PA axial oblíqua: acetábulo
Método de Teufel

Critérios de avaliação

Anatomia demonstrada

- O acetábulo **de baixo fica centralizado**; observa-se a parede superoposterior do acetábulo.

Posicionamento
- Fóvea da cabeça do fêmur e cabeça do fêmur em perfil
- Forame obturado "aberto".

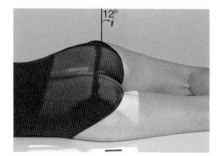

Figura 5.32 PA axial oblíqua.

Exposição
- Densidade (brilho) e contraste ideais; nenhum artefato de movimento
- Margens ósseas e trabeculação óssea nítida claramente visíveis.

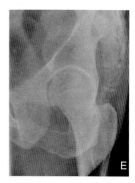

Figura 5.33 PA axial oblíqua.

AP e perfil: quadris e pelve (pediátricos)

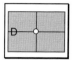

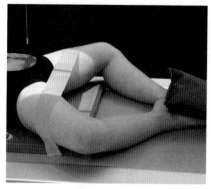

Figura 5.34 Perfil do quadril em "perna de rã".

Advertência: Não tente o posicionamento dos quadris em perna de rã em pacientes pós-trauma até que as fraturas tenham sido excluídas com uma incidência AP da pelve. Em caso de possível doença do quadril, não tente este posicionamento, a menos que indicado por um médico, depois da análise de uma radiografia em AP da pelve.

- Tamanho do RI determinado pelo tamanho da parte do corpo a ser radiografada; RI horizontal
- Grade > 10 cm.

Posicionamento (AP e perfil)

- O paciente deve estar em decúbito dorsal, com a pelve centralizada ao RC e ao RI; **use protetores gonadais em meninos e meninas.** (Nas meninas, o protetor ovariano deve ter o tamanho adequado e não recobrir a área de interesse do quadril)
- Quando necessário, utilize técnicas de imobilização para garantir que a pelve não esteja rodada.

AP: Paciente em decúbito dorsal, membros inferiores estendidos e rodados medialmente a 15°.

Perfil em "perna de rã":

- O paciente deve estar em decúbito dorsal; flexione os joelhos e quadris, una as superfícies plantares e abduza os membros inferiores. Amarre as solas dos pés, se necessário.

Raio central: RC ⊥ e centralizado no nível dos quadris.
DFR mínimo: 100 cm.
Colimação: Faça a colimação nos quatro lados da área de interesse, de modo a incluir as margens dos tecidos moles.

Respiração
- Nos lactentes e crianças pequenas, observe o padrão respiratório. Quando o abdome estiver parado, faça a exposição
- Se o paciente estiver chorando, aguarde pelo momento em que o abdome estiver totalmente elevado.

Faixa de kVp:					50 a 60	
	cm	kVp	mA	Tempo	mAs	DFR	Indicador de exposição
P							
M							
G							

Fêmur e Cintura Pélvica

Capítulo 6

Coluna Vertebral

- Forames intervertebrais e articulações zigoapofisárias.................185
- Pontos de referência topográfica...185

Coluna cervical

- AP de "boca aberta" de C1-C2 (atlas e áxis) (R) 186
- AP (PA) do processo odontoide (métodos de Fuchs e Judd) (E) 187
- AP de "boca aberta" e AP (PA) do processo odontoide – análise 188
- AP axial (R) 189
- Oblíqua (R)............................190
- AP axial e oblíqua – análise 191
- Perfil (ereto) (R) 192
- Perfil cervicotorácico ("do nadador") (R)...............193
- Perfil (ereto) e perfil cervicotorácico ("do nadador") – análise 194
- Perfil (hiperflexão e hiperextensão) (E) 195
- Perfil (hiperflexão e hiperextensão) – análise 196
- Rotina (série) de traumatismo: perfil com feixe horizontal, AP, AP axial oblíqua e perfil cervicotorácico (E) 197

Coluna torácica

- AP (R) 198
- Perfil (R) 199
- AP e perfil – análise 200
- Oblíqua (E)...........................201

Coluna lombar

- AP (PA) (R) 202
- AP (PA) – análise.................203
- Oblíqua (R)...........................204
- Oblíqua – análise 205
- Perfil (R) 206
- Perfil de L5-S1 (R) 207
- Perfil e perfil de L5-S1 – análise.................208
- PA: rotina (série) de escoliose (método de Ferguson) (E) 209
- AP (inclinação para a direita e a esquerda) (E).......................210
- Perfil (hiperflexão e hiperextensão) (E) 211
- Perfil (hiperflexão e hiperextensão) – análise 212

Sacro e cóccix

- AP axial, sacro (R) 213
- AP axial, cóccix (R) 214
- AP axial, sacro e cóccix – análise 215

183

- Perfil, sacro e
  cóccix (R)................................216
- Perfil, sacro e cóccix
  – análise 217

Articulação sacroilíaca (SI)

- AP axial (R) 218
- Oblíqua posterior (R)..........219
- Oblíqua posterior
  – análise 220

(R) Rotina, (E) Especial

Forames intervertebrais e articulações zigoapofisárias

As incidências em perfil e oblíqua são as melhores para analisar esses forames e articulações específicos da coluna vertebral:

	Articulações zigoapofisárias	Forames intervertebrais
Coluna cervical	Posicionamento lateral	Oblíqua anterior a 45° (lado mais próximo ao receptor de imagem [RI])
Coluna torácica	Oblíqua anterior a 70° (lado mais próximo ao RI)	Posicionamento lateral
Coluna lombar	Oblíqua posterior a 45° (lado mais próximo ao RI)	Posicionamento lateral

Pontos de referência topográfica

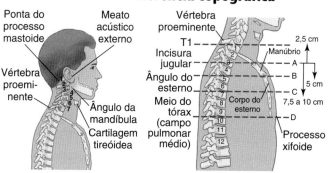

Figura 6.1 Pontos de referência da coluna cervical.

Figura 6.2 Pontos de referência do esterno e da coluna torácica.

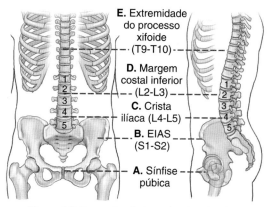

Figura 6.3 Pontos de referência da coluna lombar.

AP de "boca aberta" de C1-C2: coluna cervical
Atlas e áxis

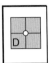

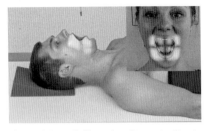

Advertência: Não remova o colar cervical nem movimente a cabeça ou o pescoço de pacientes com traumatismo até ser autorizado por um médico que tenha avaliado a imagem em perfil com feixe horizontal ou a tomografia computadorizada (TC) da coluna cervical.

Figura 6.4 AP de "boca aberta" para visualização de C1-C2.

- 18 × 24 cm, vertical
- Grade
- O uso de controles automáticos de exposição (CAE) não é recomendado em função do campo pequeno.

Posicionamento

- Paciente em decúbito dorsal ou ereto e centralizado ao RC e à linha central
- Ajuste a cabeça do paciente de modo que, com a boca aberta, um plano da margem inferior dos incisivos superiores até a base do crânio (pontas do processo mastoide) fique perpendicular à mesa ou ao RI, ou angule o RC conforme necessário
- Centralize o RI no RC
- Como última etapa antes de fazer a exposição, peça ao paciente que abra bem a boca sem mover a cabeça (faça a verificação final do alinhamento da cabeça).

Raio central: RC ⊥ ao RI através do centro da boca aberta (para C1-C2).
DFR: 100 cm.
Colimação: Faça a colimação rigorosa nos quatro lados da região de C1-C2.
Respiração: Suspensa durante a exposição.

Faixa de kVp:						70 a 85
	cm	kVp	mA	Tempo	mAs	DFR	Indicador de exposição
P							
M							
G							

AP (PA) do processo odontoide: coluna cervical
AP (método de Fuchs) e PA (método de Judd)

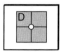

Advertência: Não remova o colar cervical nem movimente a cabeça ou o pescoço de pacientes com traumatismo até ser autorizado por um médico que tenha avaliado a imagem em perfil com feixe horizontal ou a TC da coluna cervical. Deve-se excluir fratura ou subluxação da coluna cervical antes de realizar essas incidências.

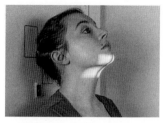

Figura 6.5 AP (método de Fuchs) do processo odontoide (projetado no interior do forame magno).

- 18 × 24 cm, horizontal
- Grade
- CAE não recomendados.

Posicionamento

- O paciente deve estar em decúbito dorsal ou ereto, com o plano médio sagital centralizado, sem rotação

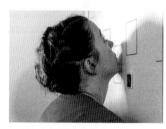

Figura 6.6 PA, método de Judd.

- Eleve o queixo até a linha mentomeatal (LMM) estar quase ⊥ ao RI (o RC pode precisar de alguma inclinação cranial caso o queixo não possa ser suficientemente elevado).

Observação: Também pode ser realizada a radiografia em PA (método de Judd), com o queixo contra a mesa radiológica e o mesmo alinhamento do RC.

- Centralize o RI ao RC de saída.

Raio central: RC paralelo à LMM; 2,5 cm inferoposteriormente às pontas dos processos mastoides e ângulos da mandíbula.
DFR: 100 cm.
Colimação: Faça a colimação rigorosa nos quatro lados da região de C1-C2.
Respiração: Suspensa durante a exposição.

AP (PA) do processo odontoide: coluna cervical
AP (Método de Fuchs) e PA (Método de Judd)

Faixa de kVp: 70 a 85

	cm	kVp	mA	Tempo	mAs	DFR	Indicador de exposição
P							
M							
G							

AP de "boca aberta" e AP (PA) do processo odontoide

Critérios de avaliação

Anatomia demonstrada

- **Boca aberta:** Processo odontoide e corpo vertebral de C2, massas laterais e processos transversos de C1 e articulações atlantoaxiais C1-C2
- **AP, método de Fuchs:** Processo odontoide no interior do forame magno.

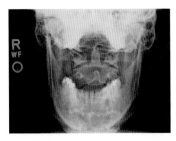

Figura 6.7 AP de "boca aberta" – processo odontoide.

Posicionamento

- **Boca aberta:** Sobreposição entre os incisivos superiores e a base do crânio; todo o processo odontoide no interior do forame magno
- **AP, método de Fuchs:** A extremidade da mandíbula não é sobreposta pelo processo odontoide. A mandíbula exibe aparência simétrica.

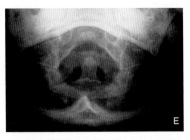

Figura 6.8 AP (método de Fuchs) – processo odontoide.

Exposição

- Densidade (brilho) e contraste ideais; nenhum artefato de movimento
- Margens de tecidos moles, margens ósseas e trabeculação óssea; contorno nítido do processo odontoide.

AP axial: coluna cervical

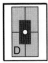

- 18 × 24 cm ou 24 × 30 cm, vertical
- Grade.

Posicionamento

- O paciente deve estar em decúbito dorsal ou ereto; centralize o plano médio sagital ao RC (e à linha central do RI)
- Eleve ligeiramente o queixo do paciente conforme necessário para que o ângulo do RC se sobreponha ao mento da mandíbula, sobre a base do crânio (impedindo que a mandíbula se sobreponha além de C1-C2)
- Centralize o RI ao RC projetado.

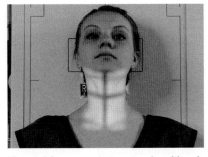

Figura 6.9 AP ereta (RC em ângulo cefálico de 20°).

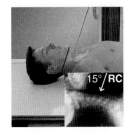

Figura 6.10 AP em decúbito dorsal (RC em ângulo cefálico de 15°).

Raio central: RC em angulação cefálica de 15° a 20°, com entrada em C4 (margem inferior da cartilagem tireóidea).

DFR: 100 cm.

Colimação: Faça a colimação nos quatro lados da área de interesse, de modo a incluir as margens dos tecidos moles.

Respiração: Suspensa durante a exposição.

	cm	kVp	mA	Tempo	mAs	DFR	Indicador de exposição
P							
M							
G							

Faixa de kVp: 70 a 85

Oblíqua: coluna cervical

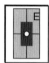

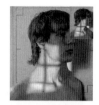

Figura 6.11 Incidência oblíqua posterior esquerda (OPE); RC em ângulo cefálico de 15°.

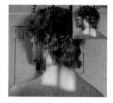

Figura 6.12 Incidência oblíqua anterior direita (OAD); RC em ângulo caudal de 15°.

Advertência: Não remova o colar cervical nem movimente a cabeça ou o pescoço de pacientes com traumatismo até ser autorizado por um médico que tenha avaliado a imagem em perfil com feixe horizontal ou a TC da coluna cervical. Obtêm-se imagens oblíquas direita e esquerda para comparação (bem como as incidências oblíquas posterior ou anterior); **as radiografias oblíquas anteriores resultam em menor dose de radiação para a tireoide.**

A rotação do crânio pode variar entre 45° e 90° da posição AP ou PA. Embora o ângulo de 45° possa ser ideal para evidenciar o forame intervertebral sem distorção, a mandíbula pode obscurecer a região das C1 e C2. Siga o protocolo do departamento em relação ao grau preferido de rotação do crânio:

- 24 × 30 cm, vertical
- Grade (sem grade, caso a coluna cervical tenha menos de 10 cm espessura).

Posicionamento

- O paciente deve estar preferencialmente ereto, sentado ou em pé; rode o corpo em 45° e o crânio em uma posição oblíqua de 45° (ou 90°), com a coluna cervical alinhada ao RC (e linha central do RI)
- Peça ao paciente que levante o queixo ligeiramente, olhando para a frente (vire a cabeça ligeiramente em direção ao RI para evitar a sobreposição entre C1 e o ramo da mandíbula)
- Centralize o RI ao RC projetado.

Raio central (incidências oblíquas posteriores): RC em ângulo **cefálico** de 15° a 20°, entrando em C4. A angulação **caudal** de 15° a 20° é usada na incidência oblíqua anterior.

DFR: 100 a 180 cm; recomenda-se DFR maior.

Colimação: Faça a colimação nos quatro lados da área de interesse, de modo a incluir as margens dos tecidos moles.

Respiração: Suspensa durante a exposição.

Oblíqua: coluna cervical

Faixa de kVp: 70 a 85

	cm	kVp	mA	Tempo	mAs	DFR	Indicador de exposição
P							
M							
G							

AP axial e oblíqua: coluna cervical

Critérios de avaliação

Anatomia demonstrada

- **AP axial:** Corpos vertebrais de C3-T2 e articulações intervertebrais
- **Oblíqua:** Forames intervertebrais "abertos" e pedículos
- **OPE/OPD:** Demonstração da porção superior (mais distante do RI) dos forames intervertebrais e dos pedículos
- **OAE/OAD:** Demonstração da porção inferior (mais próximo ao RI) dos forames intervertebrais e dos pedículos.

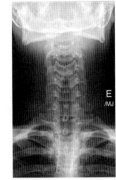

Figura 6.13 AP axial.

Posicionamento

- **AP axial:** Articulações intervertebrais "abertas" e processos espinhosos equidistantes à linha média
- **Oblíqua a 45° (AP ou PA):** Forames intervertebrais uniformemente "abertos" e pedículos em perfil.

Exposição

- Densidade (brilho) e contraste ideais; nenhum artefato de movimento
- Margens de tecidos moles e ossos e trabeculação óssea nítidas.

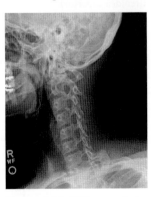

Figura 6.14 Oblíqua posterior direita (OPD).

Perfil (ereto): coluna cervical

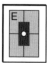

Pacientes pós-traumatismo:
Ver Rotina (série) de traumatismo: coluna cervical.

- 24 × 30 cm, vertical
- Grade (caso a coluna cervical tenha menos de 10 cm espessura, sem grade).

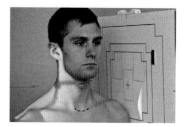

Figura 6.15 Perfil ereto com DFR de 180 cm.

Posicionamento

- O paciente deve estar ereto (em pé ou sentado) em perfil, com a coluna cervical alinhada e centralizada ao RC (e à linha central do RI)
- Borda superior do RI em torno de 2,5 a 5 cm acima do nível do meato acústico externo
- Deprima simetricamente os ombros (podem ser necessários pesos nas mãos para visualizar C7)
- Eleve ligeiramente o queixo do paciente (para afastar os ângulos da mandíbula da coluna vertebral).

Observação: Ver Perfil cervicotorácico ("do nadador"), a seguir, caso C7 ainda não seja visualizada.

Raio central: RC ⊥ RI, horizontalmente na altura da C4 (cartilagem tireóidea superior).

DFR: 150 a 180 cm (a DFR maior melhora a visualização de C7 devido à menor quantidade de raios divergentes).

Colimação: Faça a colimação nos quatro lados da área de interesse, de modo a incluir as margens dos tecidos moles.

Respiração: Exposição pós-expiração máxima.

Faixa de kVp:					70 a 85	
	cm	kVp	mA	Tempo	mAs	DFR	Indicador de exposição
P							
M							
G							

Perfil cervicotorácico ("do nadador"): coluna cervical

Região de C5-T3

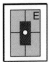

- 24 × 30 cm, vertical
- Grade.

Posicionamento

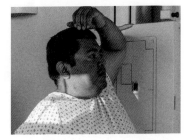

Figura 6.16 Perfil cervicotorácico ("do nadador").

- O paciente deve estar preferencialmente ereto, sentado ou em pé; alinhe a coluna cervical ao RC (e à linha central do RI)
- Eleve o braço e o ombro mais próximos ao RI; flexione o cotovelo e apoie o antebraço na cabeça como suporte
- Abaixe o braço e o ombro mais distantes ao RI; posicione-os em leve rotação posterior, de modo a afastar a cabeça do úmero das vértebras
- Certifique-se de que o tórax e a cabeça não estejam rodados.

Raio central: RC ⊥ centralizado em T1 (aproximadamente 2,5 cm acima da altura da incisura jugular); **opcional** em ângulo caudal de 3° a 5° para separação dos dois ombros em pacientes com flexibilidade limitada.

DFR: 150 a 180 cm.

Colimação: Faça a colimação nos quatro lados da área de interesse, de modo a incluir as margens dos tecidos moles.

Respiração: Exposição ao final da expiração total ou técnica ortostática (respirando).

Faixa de kVp:					75 a 95	
	cm	kVp	mA	Tempo	mAs	DFR	Indicador de exposição
P							
M							
G							

Perfil (ereto) e perfil cervicotorácico ("do nadador"): coluna cervical

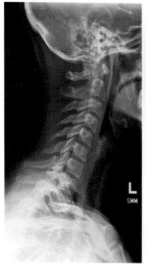

Figura 6.17 Perfil ereto.

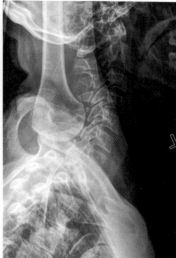

Figura 6.18 Perfil cervicotorácico ("do nadador").

Critérios de avaliação

Anatomia demonstrada
- **Perfil:** Demonstração dos espaços articulares intervertebrais e dos corpos vertebrais de C1-C7 (no mínimo)
- **Perfil cervicotorácico:** Demonstração dos corpos vertebrais e dos espaços intervertebrais das C5-T3 (no mínimo).

Posicionamento
- **Perfil:** As articulações zigoapofisárias estão quase sobrepostas; ausência de sobreposição da mandíbula à parte cervical da coluna
- **Perfil cervicotorácico:** Separação das cabeças dos úmeros da coluna cervical; corpos vertebrais em perspectiva lateral.

Exposição
- Densidade (brilho) e contraste ideais da porção inferior da coluna cervical e da porção superior da coluna torácica; nenhum artefato de movimento
- Margens das partes moles e anatomia óssea visíveis.

Perfil (hiperflexão e hiperextensão): coluna cervical

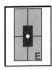
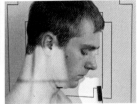
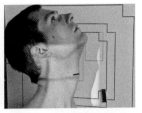

Figura 6.19 Hiperflexão.   **Figura 6.20** Hiperextensão.

Advertência: Estudo funcional. Não utilize esses posicionamentos em pacientes com traumatismo até ser autorizado por um médico que tenha avaliado a imagem em perfil com feixe horizontal ou a TC da coluna cervical.

- 24 × 30 cm, vertical
- Grade (caso a coluna cervical tenha menos de 10 cm espessura, sem grade).

Posicionamento

- O paciente deve estar preferencialmente ereto (em pé ou sentado), em perfil absoluto, sem rotação da pelve, dos ombros nem da cabeça. A coluna cervical deve estar alinhada ao RC (e à linha central do RI)
- Relaxe e deprima os ombros o máximo possível (pode-se usar pesos nas mãos).

Primeiro RI – hiperflexão: Deprima o queixo até que toque o tórax, se possível.

Segundo RI – hiperextensão: Eleve o queixo o máximo possível, de maneira confortável (inclusão de toda a parte cervical da coluna nas duas incidências).

Raio central: RC ⊥ a C4 (altura da margem superior da cartilagem tireóidea).

DFR: 150 a 180 cm.

Colimação: Faça a colimação nos quatro lados da área de interesse, de modo a incluir as margens dos tecidos moles.

Respiração: Exposição ao final da expiração total.

Faixa de kVp:					70 a 85	
cm	kVp	mA	Tempo	mAs	DFR	Indicador de exposição
P						
M						
G						

Perfil (hiperflexão e hiperextensão): parte cervical da coluna

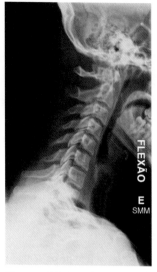

Figura 6.21 Perfil em hiperflexão.

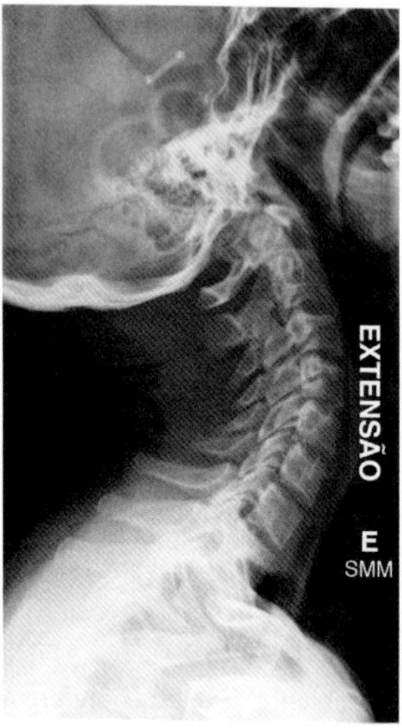

Figura 6.22 Perfil em hiperextensão.

Critérios de avaliação

Anatomia demonstrada
- **C1-C7:** Demonstração da amplitude de movimento e da estabilidade dos ligamentos.

Posicionamento
- Sem rotação da cabeça
- **Hiperflexão:** Processos espinhosos bem separados
- **Hiperextensão:** Processos espinhosos muito próximos.

Exposição
- Densidade (brilho) e contraste ideais; nenhum artefato de movimento
- Margens de tecidos moles visíveis e trabeculação óssea nítida.

Rotina (série) de traumatismo: coluna cervical

Advertência: Não remova o colar cervical nem movimente a cabeça ou o pescoço de pacientes com traumatismo até ser autorizado por um médico que tenha avaliado a imagem em perfil com feixe horizontal ou a TC da coluna cervical. Os prontos-socorros rotineiramente solicitam uma TC para descartar fraturas, subluxações ou outras indicações de instabilidade cervical antes de realizar qualquer procedimento radiográfico.

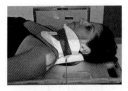

Figura 6.23 Perfil com feixe horizontal.

Perfil com feixe horizontal
- 24 × 30 cm, vertical
- Grade (caso a coluna cervical tenha menos de 10 cm espessura, sem grade)
- **DFR:** 150 a 180 cm
- RC ⊥ a C4 (porção superior da cartilagem tireóidea) (borda superior do RI em torno de 3 a 5 cm acima do meato acústico externo).

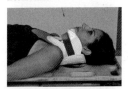

Figura 6.24 AP axial.

AP
- Ombros deprimidos
- 24 × 30 cm, vertical
- Grade
- **DFR:** 100 a 120 cm
- **RC:** Em angulação cefálica de 15° a 20°, entrando em C4
- Exposição ao final da expiração total.

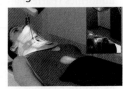

Figura 6.25 Oblíqua (oblíquas direita e esquerda).

AP axial oblíqua
- 24 × 30 cm, vertical
- Grade
- **DFR:** 100 a 120 cm
- **RC:** Em angulação medial de 45° (e em angulação cefálica de 15° na incidência sem grade)
- Entrada do RC no nível de C4.

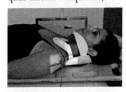

Figura 6.26 Perfil cervicotorácico.

Perfil cervicotorácico
(Incidência opcional, se necessária, para a visualização da C7)
- 24 × 30 cm, vertical
- Grade
- Eleve o ombro e o braço que estão mais próximos do RI. Deprima o ombro oposto
- **DFR:** 100 a 120 cm
- **RC:** RI centralizado em T1 (aproximadamente 2,5 cm acima do nível da incisura jugular).

AP: coluna torácica

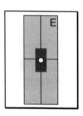

- 35 × 43 cm, vertical
- Grade
- Para fazer o melhor uso do efeito da inclinação

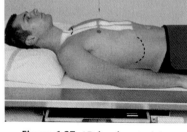

Figura 6.27 AP da coluna torácica.

anódica, coloque a parte toracolombar inferior na extremidade catódica do feixe de raios X
- O filtro de compensação é útil na obtenção de brilho e densidade uniformes (parte mais espessa do filtro direcionada às vértebras superiores).

Posicionamento

- Paciente em decúbito dorsal, com o plano sagital médio alinhado e centralizado à linha média da mesa radiológica e/ou do RI; flexione os quadris e joelhos para redução da curvatura lordótica
- A borda superior do RI deve ficar pelo menos 3 cm acima do ombro
- Assegure-se da ausência de rotação do tórax e da pelve; utilize protetor de chumbo nos tecidos radiossensíveis.

Raio central: RC ⊥ ao centro do RI (no nível da T7 [como na AP do tórax], de 8 a 10 cm abaixo da incisura jugular).

DFR: 100 cm.

Colimação: Faça a colimação nos quatro lados da área de interesse, de modo a incluir as margens dos tecidos moles.

Respiração: Exposição durante a expiração para uma densidade mais uniforme.

Faixa de kVp:					75 a 90	
	cm	kVp	mA	Tempo	mAs	DFR	Indicador de exposição
P							
M							
G							

Perfil: coluna torácica

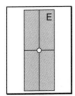

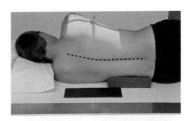

Figura 6.28 Perfil da coluna torácica.

- 35 × 43 cm, vertical
- Grade
- Coloque um tapete de chumbo na mesa radiológica, posterior ao paciente, para reduzir a dispersão de radiação para o RI
- Não utilize os CAE se a técnica respiratória ortostática estiver sendo usada.

Posicionamento

- O paciente deve estar em decúbito lateral, com apoio sob a cabeça, joelhos flexionados, braços levantados e cotovelos flexionados. Proteja os tecidos radiossensíveis
- Alinhe e centralize o plano axilar médio à linha média da mesa radiológica e/ou do RI
- Verifique se a borda superior do RI está pelo menos 3 cm acima dos ombros; sem rotação
- Coloque apoios sob a parte lombar das costas, conforme necessário, para retificar e alinhar a coluna quase paralelamente à mesa radiológica.

Raio central: RC ⊥ ao centro do RI em T7 (de 8 a 10 cm abaixo da incisura jugular ou de 18 a 20 cm abaixo da vértebra proeminente). Em pacientes com ombros largos, poderá ser necessária uma angulação cefálica do RC de 10° a 15° se a cintura não estiver bem apoiada.

DFR: 100 cm.

Colimação: Faça a colimação nos quatro lados da área de interesse, de modo a incluir as margens dos tecidos moles.

Respiração: Recomenda-se o uso da técnica respiratória ortostática – mínimo de 2 a 3 s; alternativamente, fazer a exposição na inspiração total.

	cm	kVp	mA	Tempo	mAs	DFR	Indicador de exposição
P							
M							
G							

Faixa de kVp: 80 a 95

AP e perfil: coluna torácica

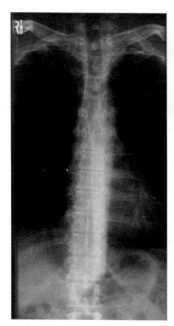
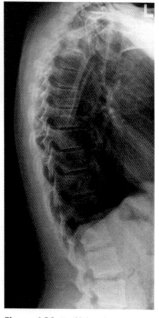

Figura 6.29 AP da coluna torácica.

Figura 6.30 Perfil da coluna torácica (respiração suspensa).

Critérios de avaliação

Anatomia demonstrada

- **AP e perfil:** Corpos vertebrais, espaços articulares intervertebrais e processos espinhosos e transversos das 12 vértebras da coluna torácica.

Posicionamento

- **AP:** Articulações esternoclaviculares (EC) equidistantes à linha média, sem rotação
- **Perfil:** Espaços intervertebrais "abertos".

Exposição

- Densidade (brilho) e contraste ideais; nenhum artefato de movimento na incidência AP. Na incidência em perfil, prefere-se a técnica respiratória ortostática
- Margens de tecidos moles visíveis e trabeculação óssea nítida.

Oblíqua: coluna torácica

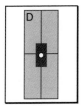

Em geral, realizam-se as duas incidências oblíquas para comparação. Pode-se usar também a incidência oblíqua anterior (menor dose de radiação na região mamária).

- 35 × 43 cm, vertical
- Grade.

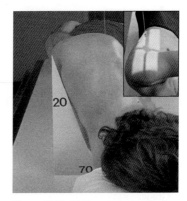

Figura 6.31 Oblíqua posterior direita a 70° (angulação de 20° do perfil).

Posicionamento
- O paciente deve estar em decúbito ou ereto, em rotação posterior de 20° a partir do perfil absoluto, de modo a produzir um **ângulo oblíquo de 70°** com o plano da mesa radiológica
- Alinhe e centralize a coluna à linha média da mesa radiológica e/ou ao RI; coloque o braço mais distante do RI atrás das costas e o braço mais próximo ao RI em frente à cabeça
- Certifique-se de que a borda superior do RI se encontre pelo menos 3 cm acima dos ombros.

Raio central: RC ⊥ ao centro do RI em T7 (de 8 a 10 cm abaixo da incisura jugular ou 5 cm abaixo do ângulo esternal).

DFR: 100 cm.

Colimação: Faça a colimação nos quatro lados da área de interesse, de modo a incluir as margens dos tecidos moles.

Respiração: Exposição durante a expiração.

Faixa de kVp: 80 a 95

	cm	kVp	mA	Tempo	mAs	DFR	Indicador de exposição
P							
M							
G							

AP (PA): coluna lombar

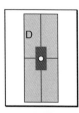

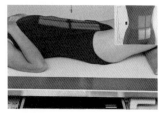

Figura 6.32 AP da coluna lombar (em decúbito e em pé).

Observação: Pode-se realizar a incidência PA, que coloca os espaços intervertebrais mais próximos aos raios divergentes.
- 35 × 43 cm, vertical
- Grade.

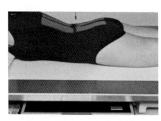

Figura 6.33 PA alternativa.

Posicionamento (AP)

- O paciente deve estar em decúbito dorsal ou ereto, com o plano médio sagital alinhado com a linha média da mesa radiológica e/ou da grade
- Quando em decúbito, manter quadris e joelhos flexionados (para redução da curvatura lordótica)
- Não é necessário rotação do tórax ou da pelve (EIAS equidistantes à mesa radiológica)
- Centralize o RI ao RC.

Raio central
- RC ⊥ ao RI
- **Colimação mais aberta:** 35 × 43 cm. Direcione o RC ao **nível da crista ilíaca** (L4-L5). Este RI maior incluirá as vértebras lombares, o sacro e, possivelmente, o cóccix
- **Colimação mais estreita:** Direcione o RC ao nível de L3, que pode ser localizada pela palpação da margem costal inferior (4 cm acima da crista ilíaca). Essa colimação mais estreita incluirá preferencialmente as cinco vértebras lombares.

DFR: 100 cm.

Colimação: Faça a colimação nos quatro lados da área de interesse, de modo a incluir as margens dos tecidos moles.

Respiração: Exposição ao final da expiração.

AP (PA): coluna lombar

Faixa de kVp: 75 a 90

	cm	kVp	mA	Tempo	mAs	DFR	Indicador de exposição
P							
M							
G							

Critérios de avaliação

Anatomia demonstrada
- Corpos vertebrais, articulações intervertebrais, processos espinhosos e transversos da coluna lombar, articulações SI e sacro
- Colimação mais aberta: aproximadamente T11 até o sacro distal
- Colimação mais estreita: inclui de T12 a S1.

Posicionamento
- A ausência de rotação é evidenciada pela simetria dos processos transversos, das articulações SI e do sacro
- Os processos espinhosos são visualizados na linha média
- Espaços das articulações intervertebrais "abertos".

Exposição
- Densidade (brilho) e contraste ideais; nenhum artefato de movimento
- Margens de tecidos moles e ossos e trabeculação óssea nítida claramente visíveis.

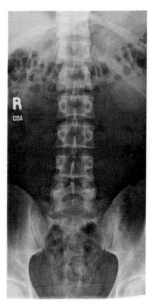

Figura 6.34 AP da coluna lombar.

Oblíqua: coluna lombar

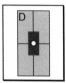

Realizam-se as duas incidências oblíquas para comparação (tais como as incidências oblíquas posterior ou anterior).

- 24 × 30 cm, vertical
- Grade.

Posicionamento

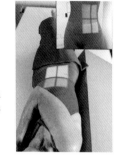

Figura 6.35 Oblíqua posterior em decúbito dorsal (OPD a 45°) e ereto (OPE a 45°).

- O paciente deve estar em decúbito ou ereto, rodar o corpo a 45° para as incidências oblíquas posteriores ou anteriores direita e esquerda (usar blocos de apoio angulados sob a pelve e os ombros para manter o posicionamento necessário para as incidências oblíquas posteriores em decúbito)
- Alinhe e centralize a coluna ao RC e à linha média da mesa radiológica e/ou RI.

Raio central: RC ⊥ ao corpo de L3, no nível da margem costal inferior (de 2,5 a 5 cm acima da crista ilíaca) e 5 cm medial à EIAS do lado de cima.
DFR: 100 cm.

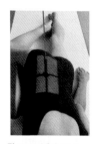

Figura 6.36 Oblíqua anterior (OAE a 45°).

Colimação: Faça a colimação nos quatro lados da área de interesse, de modo a incluir as margens dos tecidos moles.
Respiração: Suspensa durante a exposição.

Observação: As incidências oblíquas em ângulos de 50° e 30° possibilitam melhor visualização das articulações zigoapofisárias de L1-L2 e L5-S1, respectivamente.

Faixa de kVp:					75 a 90	
	cm	kVp	mA	Tempo	mAs	DFR	Indicador de exposição
P							
M							
G							

Oblíqua: coluna lombar

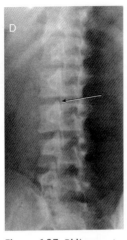
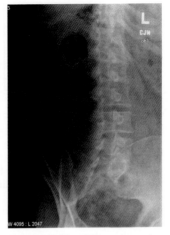

Figura 6.37 Oblíqua posterior direita.

Figura 6.38 Oblíqua posterior esquerda.

Critérios de avaliação

Anatomia demonstrada
- **OPE/OPD:** Face inferior das articulações zigoapofisárias L1-L4. Visualização dos elementos do "cão escocês"
- **OAE/OAD:** Face superior das articulações zigoapofisárias L1-L4. Visualização dos elementos do "cão escocês".

Posicionamento
- Articulações zigoapofisárias e pedículo ("olho") centralizados no corpo vertebral.

Exposição
- Densidade (brilho) e contraste ideais; nenhum artefato de movimento
- Margens de tecidos moles e detalhes ósseos dos corpos vertebrais, espaços articulares e elementos do "cão escocês" (a seta indica articulação zigoapofisária).

Perfil: coluna lombar

- 35 × 43 cm, vertical
- Grade
- Para fazer o melhor uso do efeito da inclinação anódica, coloque a coluna lombar na extremidade catódica do feixe de raios X
- O protetor de chumbo deve estar posterior ao paciente.

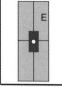
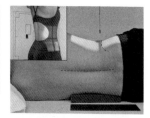

Figura 6.39 Perfil da coluna lombar (em decúbito e ereto).

Posicionamento

- O paciente deve deitar em decúbito lateral ou ereto, em perfil absoluto; flexione os quadris e joelhos, alinhe e centralize o plano médio-axilar à linha central
- Coloque um apoio sob a cintura, conforme necessário para que toda a coluna fique paralela à mesa radiológica (ver **Observação**). Quando em decúbito, coloque um apoio entre os joelhos
- Centralize o RI ao RC.

Raio central

- RC ⊥ ao RI
- Colimação mais aberta: Centralize no nível da crista ilíaca (L4-L5). Essa incidência inclui vértebras lombares, sacro e, possivelmente, cóccix
- Colimação mais estreita: Centralize em L3, no nível da margem costal inferior (4 cm acima da crista ilíaca). Isso inclui as cinco vértebras da coluna lombar.

DFR: 100 cm.

Colimação: Faça a colimação nos quatro lados da área de interesse, de modo a incluir as margens dos tecidos moles.

Respiração: Exposição ao final da expiração.

Observação: Em pacientes com pelve larga e tórax estreito, poderá ser necessário angular o RC em direção caudal de 3° a 5°, mesmo com o apoio sob a cintura. Em pacientes que apresentam curvatura lateral natural (escoliose), coloque a convexidade para baixo.

Faixa de kVp: 80 a 90

	cm	kVp	mA	Tempo	mAs	DFR	Indicador de exposição
P							
M							
G							

Perfil de L5-S1: coluna lombar

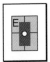

- 18 × 24 cm, vertical
- Grade
- Protetor de chumbo posterior ao paciente.

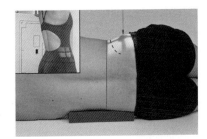

Figura 6.40 Perfil de L5-S1 (em decúbito e ereto).

Posicionamento

- O paciente deve deitar em decúbito lateral ou ereto, em perfil absoluto, com os quadris e joelhos flexionados e o plano médio-axilar alinhado com a linha média da mesa ou RI e RC
- No posicionamento em decúbito, coloque um apoio sob a cintura, conforme necessário para que toda a coluna fique paralela à mesa radiológica. Coloque um apoio entre os joelhos
- Centralize o RI ao RC.

Raio central

- RC ⊥ ao RI se toda a coluna se encontrar paralela à mesa radiológica; ou em angulação caudal de 5° a 8° se nem toda a coluna estiver paralela (mais comum em mulheres). O RC deve ser angulado de modo a ficar paralelo ao **plano interilíaco**
- RC 4 cm abaixo da crista ilíaca e 5 cm posterior à EIAS
- Centralize o RI ao RC.

DFR: 100 cm.

Colimação: Faça a colimação nos quatro lados da área de interesse, de modo a incluir as margens dos tecidos moles.

Respiração: Suspensa durante a exposição.

Faixa de kVp:					85 a 95	
	cm	kVp	mA	Tempo	mAs	DFR	Indicador de exposição
P							
M							
G							

Perfil e perfil de L5-S1: coluna lombar

Critérios de avaliação

Anatomia demonstrada
- **Perfil:** Corpos vertebrais, articulações intervertebrais e forames e processos espinhosos de L1 a L4
- **Perfil de L5-S1:** Corpos vertebrais "abertos", espaços articulares intervertebrais e forames intervertebrais de L5-S1.

Posicionamento
- **Perfil:** Coluna vertebral paralela ao RI; espaços articulares intervertebrais e forames "abertos"; ausência de rotação
- **Perfil L5-S1:** Espaços articulares intervertebrais e forames intervertebrais "abertos"; ausência de rotação.

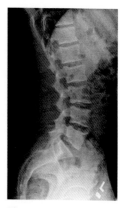

Figura 6.41 Perfil da coluna lombar.

Exposição
- Densidade (brilho) e contraste ideais; nenhum artefato de movimento
- Margens de tecidos moles visíveis e detalhes ósseos dos corpos vertebrais, espaços articulares e processos espinhosos.

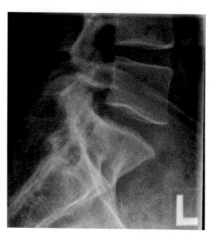

Figura 6.42 Perfil de L5-S1.

PA: rotina (série) de escoliose
Método de Ferguson

Na incidência PA, a dose de radiação às áreas radiossensíveis é muito menor; por isso, esta incidência é preferida à AP. De modo geral, a rotina (série) de escoliose inclui duas imagens PA para comparação, uma em posição ereta convencional e uma com o pé ou quadril do **lado convexo** da curva elevado.

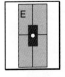

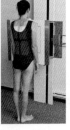

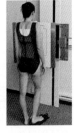

Figura 6.43 PA sem bloco sob o pé.

Figura 6.44 PA com bloco sob o pé, no lado convexo da curvatura.

- 35 × 43 cm, vertical, ou 35 × 90 cm, vertical
- Grade
- Use filtros de compensação para produzir maior uniformidade na densidade da coluna vertebral.

Posicionamento

Primeira imagem:
- O paciente deve estar ereto, em pé ou sentado, com a coluna vertebral alinhada e centralizada à linha média da mesa radiológica e/ou do RI; braços na lateral do corpo, sem rotação da pelve ou do tórax
- No posicionamento ereto, distribua simetricamente o peso sobre os pés
- Margem inferior do RI de 2,5 a 5 cm abaixo da crista ilíaca.

Segunda imagem: Coloque um bloco de 8 a 10 cm sob o pé (ou sob as nádegas, se o paciente estiver sentado) no **lado convexo** da curvatura, de modo que seja difícil para o paciente manter o posicionamento **sem assistência**.

Proteção radiológica: Use protetores para gônadas e mamas.

Raio central: RC ⊥ ao centro do RI.

DFR: 100 a 150 cm; recomenda-se maior DFR.

Colimação: Faça a colimação nos quatro lados da área de interesse, de modo a incluir as margens dos tecidos moles.

Respiração: Depois de uma expiração máxima.

	cm	kVp	mA	Tempo	mAs	DFR	Indicador de exposição
P							
M							
G							

Faixa de kVp: 75 a 90

AP: coluna lombar
Inclinação para a direita e a esquerda

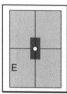

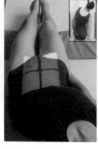

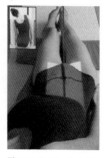

Observação: Pode-se optar pela incidência PA ereta para reduzir a dose de radiação às áreas radiossensíveis.

- 35 × 43 cm, vertical, ou 35 × 90 cm, vertical
- Grade
- Use filtros de compensação a fim de uniformizar a densidade da coluna vertebral.

Figura 6.45 AP, inclinação para a direita, em decúbito e ereto.

Figura 6.46 AP, inclinação para a esquerda, em decúbito e ereto.

Posicionamento

- O paciente deve estar preferencialmente ereto, ou em decúbito dorsal; plano médio sagital centralizado no RC e na linha média da mesa radiológica e/ou do RI
- Incline lateralmente o máximo possível (à direita, depois à esquerda), sem mover a pelve (que fica parada e atua como um fulcro)
- Certifique-se de não haver rotação do tórax e da pelve
- A margem inferior do RI deve ficar de 2,5 a 5 cm abaixo da crista ilíaca.

Raio central: RC ⊥ ao centro do RI (a centralização deve ser mais alta se a coluna torácica estiver na área de interesse).

DFR: 100 a 150 cm.

Colimação: Faça a colimação nos quatro lados da área de interesse, de modo a incluir as margens dos tecidos moles.

Respiração: Exposição ao final da expiração.

Faixa de kVp:					80 a 95	
	cm	kVp	mA	Tempo	mAs	DFR	Indicador de exposição
P							
M							
G							

Perfil (hiperflexão e hiperextensão): coluna lombar

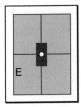
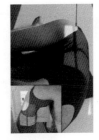
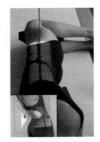

Duas imagens são obtidas com o paciente em decúbito lateral (uma em hiperflexão e uma em hiperextensão):

Figura 6.47 Perfil com hiperflexão, em decúbito lateral e ereto.

Figura 6.48 Perfil com hiperextensão, em decúbito lateral e ereto.

- 35 × 43 cm, vertical
- Grade
- Protetor de chumbo posterior ao paciente.

Posicionamento

- O paciente deve estar preferencialmente ereto, ou em decúbito lateral, com o plano coronal médio centralizado com a mesa radiológica
- Coloque um apoio sob a cintura para alinhar a coluna paralelamente à mesa radiológica
- Hiperflexione para a frente o máximo possível; a seguir, hiperestenda para trás o máximo possível, para o segundo RI; mantenha sempre o perfil absoluto
- A margem inferior do RI deve ficar de 2,5 a 5 cm abaixo da crista ilíaca.

Raio central: RC ⊥ ao centro do RI (ou ao local de fusão, se conhecido).
DFR: 100 cm.
Colimação: Faça a colimação nos quatro lados da área de interesse, de modo a incluir as margens dos tecidos moles.
Respiração: Exposição ao final da expiração.

Faixa de kVp:						80 a 95
cm	kVp	mA	Tempo	mAs	DFR	Indicador de exposição
P						
M						
G						

Perfil (hiperflexão e hiperextensão): coluna lombar

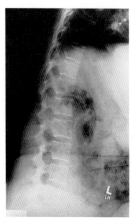 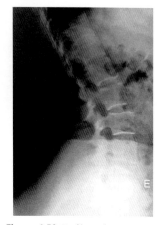

Figura 6.49 Perfil com hiperflexão.   **Figura 6.50** Perfil com hiperextensão.

Critérios de avaliação

Anatomia demonstrada

- **Hiperflexão:** Vértebras torácicas e lombares, incluindo em torno de 3 a 5 cm das cristas ilíacas. Vista lateral das vértebras lombares em hiperflexão
- **Hiperextensão:** Vértebras torácicas e lombares, incluindo em torno de 3 a 5 cm das cristas ilíacas. Vista lateral das vértebras lombares em hiperextensão.

Posicionamento

- **Hiperflexão:** Perfil absoluto sem rotação; espaços entre os processos espinhosos "abertos"
- **Hiperextensão:** Perfil absoluto sem rotação; espaços entre os processos espinhosos "fechados".

Exposição

- Densidade (brilho) e contraste ideais; nenhum artefato de movimento
- Detalhes ósseos dos corpos vertebrais, processos espinhosos e espaços articulares intervertebrais.

AP axial: sacro

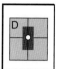

- 24 × 30 cm, vertical
- Grade.

Posicionamento

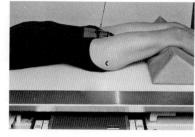

Figura 6.51 AP do sacro, RC em ângulo cefálico de 15°.

- Paciente em decúbito dorsal, plano médio sagital centralizado no RC e na linha média da mesa radiológica e/ou do RI
- Ausência de rotação da pelve (as duas EIAS à mesma distância da mesa radiológica)
- RI centralizado ao RC projetado (proteja tecidos radiossensíveis; proteja as gônadas masculinas).

Raio central: RC em angulação cefálica de 15°, 5 cm acima da sínfise púbica.
DFR: 100 cm.
Colimação: Faça a colimação nos quatro lados da área de interesse, de modo a incluir as margens dos tecidos moles.
Respiração: Suspensa durante a exposição.

Faixa de kVp: 75 a 90

	cm	kVp	mA	Tempo	mAs	DFR	Indicador de exposição
P							
M							
G							

AP axial: cóccix

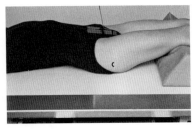

Figura 6.52 AP axial do cóccix, RC em ângulo caudal de 10°.

Observação: A radiografia pode ser feita em incidência PA com ângulo cefálico de 10° se o paciente não puder sustentar peso sobre a área do cóccix em decúbito dorsal. O paciente pode ser posicionado ereto.

A bexiga urinária deve ser esvaziada antes da realização do exame.

- 18 × 24 cm, vertical
- Grade
- Uso cuidadoso dos CAE.

Posicionamento

- O paciente deve estar em decúbito dorsal, com apoio sob os joelhos; proteja os tecidos radiossensíveis e proteja as gônadas masculinas
- Alinhe e centralize o plano médio sagital à linha média da mesa radiológica e/ou do RI, sem rotação
- Centralize o RI à altura do RC projetado.

Raio central: RC em angulação caudal de 10°, centralizado 5 cm acima da sínfise púbica.

DFR: 100 cm.

Colimação: Faça a colimação nos quatro lados da área de interesse, de modo a incluir as margens dos tecidos moles.

Respiração: Suspensa durante a exposição.

Faixa de kVp:					75 a 85	
	cm	kVp	mA	Tempo	mAs	DFR	Indicador de exposição
P							
M							
G							

AP axial: sacro e cóccix

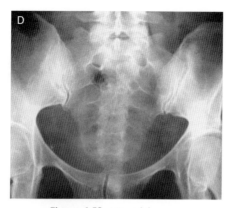

Figura 6.53 AP axial do sacro.

Critérios de avaliação

Anatomia demonstrada
- **AP do sacro:** Imagem não encurtada do sacro
- **AP do cóccix:** Imagem não encurtada do cóccix.

Posicionamento
- **AP do sacro:** Sacro livre de sobreposição e forames sacrais visíveis
- **AP do cóccix:** Cóccix livre de sobreposição e não rodado.

Exposição
- Densidade (brilho) e contraste ideais; nenhum artefato de movimento
- Tecidos moles visíveis e detalhes ósseos nítidos.

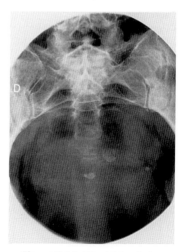

Figura 6.54 AP axial do cóccix.

Perfil: sacro e cóccix

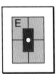

Observação: As radiografias em perfil do sacro e do cóccix podem ser realizadas em uma incidência única, para exame simultâneo das duas estruturas (o que reduz a exposição do paciente à radiação). O paciente pode ser posicionado ereto.

- 24 × 30 cm, vertical
- Grade
- Protetor de chumbo posterior ao paciente
- Se for necessário incluir o cóccix, recomenda-se o uso de um filtro de compensação (do tipo "bumerangue") para assegurar a densidade ideal.

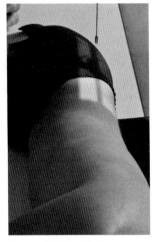

Figura 6.55 Perfil do sacro e do cóccix.

Posicionamento

- Paciente em decúbito lateral, quadris e joelhos flexionados, perfil absoluto
- Centralize o sacro ao RC e à linha média da mesa radiológica e/ou do RI (alinhe o paciente e o RI ao RC corretamente centralizado).

Raio central (sacro): RC ⊥, direcionado de 8 a 10 cm posterior à porção superior das EIAS.

DFR: 100 cm.

Colimação: Faça a colimação nos quatro lados da área de interesse, de modo a incluir as margens dos tecidos moles.

Respiração: Suspensa durante a exposição.

Faixa de kVp:					85 a 95	
	cm	kVp	mA	Tempo	mAs	DFR	Indicador de exposição
P							
M							
G							

Perfil: sacro e cóccix

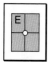

Critérios de avaliação

Anatomia demonstrada
- Vista lateral do sacro e do cóccix
- Vista lateral da articulação intervertebral L5-S1.

Posicionamento
- A ausência de rotação é evidenciada pelas incisuras isquiáticas maiores e pelas cabeças dos fêmures sobrepostas
- Inclusão de todo o sacro e cóccix.

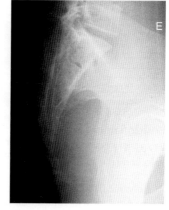

Figura 6.56 Perfil do sacro e do cóccix.

Exposição
- Densidade (brilho) e contraste ideais; nenhum artefato de movimento
- Trabeculado ósseo claramente visível.

AP axial: articulação sacroilíaca (SI)

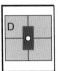

- 24 × 30 cm, vertical
- Grade.

Posicionamento

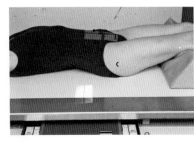

Figura 6.57 AP axial das articulações SI (RC em ângulo cefálico de 30° a 35°).

- O paciente deve estar em decúbito dorsal; alinhe o plano sagital médio com a linha média da mesa radiológica e/ou do RI
- Não é necessário rotação da pelve (EIAS equidistantes à mesa radiológica)
- Centralize o RI com o RC projetado. Proteja os tecidos radiossensíveis, **bem como as gônadas** masculinas.

Raio central: RC em ângulo cefálico de 30° (homens) e 35° (mulheres), 5 cm abaixo da altura das EIAS.

DFR: 100 cm.

Colimação: Faça a colimação nos quatro lados da área de interesse, de modo a incluir as margens dos tecidos moles.

Respiração: Suspensa durante a exposição.

Faixa de kVp:					80 a 95	
	cm	kVp	mA	Tempo	mAs	DFR	Indicador de exposição
P							
M							
G							

Oblíqua posterior: articulação sacroilíaca (SI)

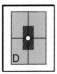

- 24 × 30 cm, vertical
- Grade
- Estudo bilateral para comparação
- Pode ser realizado com o paciente ereto.

Posicionamento

- O paciente deve estar em decúbito, em posicionamento oblíquo posterior de 25° a 30°, com o lado de interesse elevado (use um apoio para manter esta posição)
- Alinhe a articulação SI elevada ao RC e à linha média da mesa radiológica e/ou do RI (2,5 cm medial à EIAS do lado de cima)
- Centralize o RI ao RC
- Proteja os tecidos radiossensíveis, **bem como as gônadas** masculinas.

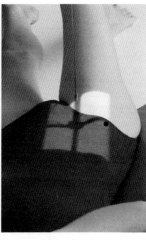

Figura 6.58 Incidência oblíqua posterior esquerda (OPE) em ângulo de 25° a 30° para a articulação SI do lado de cima (direita).

Raio central: RC ⊥ a um ponto 2,5 cm medial à EIAS do lado de cima.
DFR: 100 cm.
Colimação: Faça a colimação nos quatro lados da área de interesse, de modo a incluir as margens dos tecidos moles.
Respiração: Suspensa durante a exposição.

Observação: O RC pode ser angulado em direção cefálica de 15° a 20° para melhor evidenciar a parte distal da articulação.

Faixa de kVp:					80 a 95	
	cm	kVp	mA	Tempo	mAs	DFR	Indicador de exposição
P							
M							
G							

Oblíqua posterior: articulação sacroilíaca

Critérios de avaliação

Anatomia demonstrada
- Articulação SI do lado de cima (mais distante do RI) "aberta".

Posicionamento
- **OPE:** Articulação SI direita "aberta"; ausência de sobreposição entre a asa do ílio e o sacro
- **OPD:** Articulação SI esquerda "aberta"; ausência de sobreposição entre a asa do ílio e o sacro.

Exposição
- Densidade (brilho) e contraste ideais; nenhum artefato de movimento
- Margens ósseas e trabeculação óssea nítida claramente visíveis.

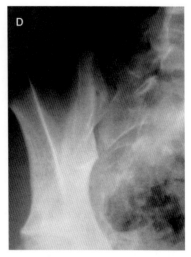

Figura 6.59 Incidência oblíqua posterior esquerda (OPE) da articulação SI (direita).

Capítulo 7

Caixa Torácica

- Considerações acerca do posicionamento......................................222

Esterno
- Oblíqua anterior direita (OAD) (R)................223
- Perfil (R)................................224
- Oblíqua (OAD) e perfil – análise................................225

Articulações esternoclaviculares
- PA e oblíqua anterior (R)....226
- PA e oblíqua anterior – análise................................227

Costelas (estudo bilateral)
- AP (ou PA) (acima do diafragma) (R)......................228

- AP (abaixo do diafragma) (R)......................229
- AP (ou PA) (acima e abaixo do diafragma) – análise................................230

Costelas axilares
- Oblíqua anterior (OAD) (R)............................231
- Oblíqua posterior (OPE) (R)............................232
- Oblíqua anterior ou posterior (acima e abaixo do diafragma) – análise................................233

(R) Rotina, (E) Especial

Considerações acerca do posicionamento
Esterno

O exame de rotina do esterno normalmente inclui radiografias em perfil e oblíqua, na qual o esterno é deslocado à esquerda da coluna vertebral e sobreposto à sombra cardíaca. Para isso, a melhor incidência é a oblíqua anterior direita (OAD) em angulação de 15° a 20°. De modo geral, usa-se a técnica respiratória ortostática para desfocar a trama pulmonar e as costelas superpostas ao esterno. Caso preferido, a exposição também pode ser feita com a expiração suspensa. A distância fonte-receptor (DFR) mínima para a radiografia do esterno é de 100 cm. Para minimizar a dose, a pele do paciente deve estar pelo menos 38 cm abaixo da superfície do colimador.

Costelas

As incidências específicas escolhidas para um exame radiográfico das costelas são determinadas pela anamnese do paciente e pelo protocolo do departamento. Se o médico responsável não fornecer a história do paciente, o técnico deve realizar uma anamnese completa.

Rotina com duas imagens

Uma sugestão de rotina de duas imagens inclui uma radiografia em **AP** ou **PA** com a área de interesse mais próxima ao receptor de imagem (RI) (acima ou abaixo do diafragma) e outra radiografia em incidência **oblíqua** das costelas axilares do lado da lesão. Assim, a incidência oblíqua desta rotina em caso de lesão nas costelas anteriores esquerdas seria a OAD, que afasta a coluna vertebral da área de lesão e aumenta a visibilidade das costelas axilares esquerdas. A incidência oblíqua em caso de lesão das costelas posteriores direitas seria a oblíqua posterior direita (OPD), em que a coluna vertebral é rodada e novamente afastada da área da lesão. Observe que certos departamentos exigem que as partes direita e esquerda do tórax sejam mostradas nas incidências oblíquas.

Rotina com três imagens

Alguns departamentos exigem uma rotina de três imagens em todos os traumas de costela. Essa rotina inclui uma incidência **AP acima do diafragma** ou **AP abaixo do diafragma** e as incidências oblíqua posterior direita (**OPD**) e oblíqua posterior esquerda (**OPE**) do local da lesão.

Acima e abaixo do diafragma

A localização do sítio de lesão em relação ao diafragma é importante em todas as rotinas. As lesões acima do diafragma exigem menor exposição (técnica mais próxima ao tórax) quando radiografadas durante a **inspiração**; aquelas abaixo do diafragma exigem exposição mais próxima à técnica abdominal quando a radiografia é feita durante a **expiração**.

Oblíqua anterior direita (OAD): esterno

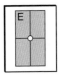

- 24 × 30 cm, vertical
- Grade
- Técnica respiratória ortostática (3 a 4 s)* ou expiração suspensa
- O uso de controles automáticos de exposição (CAE) não é recomendado.

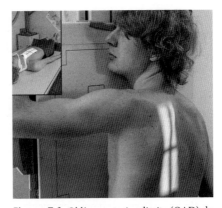

Figura 7.1 Oblíqua anterior direita (OAD) do esterno a 15° a 20°, com o paciente em posição ereta (*detalhe*: opção em caso de traumatismo).

Posicionamento

- Paciente preferencialmente ereto, ou semipronado, com corpo inclinado de 15° a 20° e o lado direito para baixo (OAD) (nos pacientes com tórax estreito, a inclinação precisa ser um pouco maior do que em pacientes com tórax amplo)
- Centralize o esterno ao RC na linha média da mesa radiológica ou suporte do RI.

Raio central: RC ⊥ ao centro do esterno (2,5 cm à esquerda da linha média e a meia distância entre a incisura jugular e o processo xifoide).

DFR: 100 cm.

Colimação: Faça a colimação nos quatro lados da área de interesse, de modo a incluir as margens dos tecidos moles.

---

*Na posição OAD ereta, não é recomendado o uso de técnica respiratória ortostática. O tórax tende a se mover, mesmo durante a respiração tranquila.

	cm	kVp	mA	Tempo	mAs	DFR	Indicador de exposição
P							
M							
G							

Faixa de kVp: 70 a 85

Perfil: esterno

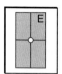

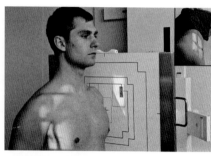

- 24 × 30 cm, vertical, ou 35 × 35 cm, vertical
- Grade
- O uso de CAE não é recomendado
- Coloque um bloqueador de chumbo anterior ao esterno (no posicionamento em decúbito).

Figura 7.2 Perfil do esterno com o paciente em posição ereta (*detalhe*: opção em caso de traumatismo).

Posicionamento

- Paciente preferencialmente ereto (sentado ou em pé), ou em decúbito lateral com RC vertical; pode ser posicionado ainda em decúbito dorsal com RC transversal à mesa em caso de traumatismo grave
- Braços acima da cabeça e ombros para trás
- Alinhe o esterno ao RC na linha média da grade ou mesa/*bucky* ereto
- Margem superior do RI 4 cm acima da incisura jugular.

Raio central: RC ⊥ ao centro do esterno.

DFR: Recomenda-se de 150 a 180 cm; mínimo de 100 cm.

Colimação: Faça a colimação nos quatro lados da área de interesse, de modo a incluir as margens dos tecidos moles.

Respiração: Exposição em **inspiração máxima**.

	cm	kVp	mA	Tempo	mAs	DFR	Indicador de exposição
P							
M							
G							

Faixa de kVp: 75 a 85

Oblíqua (OAD): esterno

Critérios de avaliação

Anatomia demonstrada
- Todo o esterno sobreposto à sombra cardíaca.

Posicionamento
- Rotação correta do paciente, esterno visível ao lado da coluna vertebral.

Exposição
- Contraste e densidade (brilho) ideais para visualização de todo o esterno
- Exposição por 3 a 4 s com técnica respiratória; a trama pulmonar aparece borrada
- Margens ósseas nítidas.

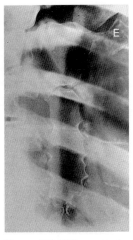

Figura 7.3 Oblíqua anterior direita (OAD) do esterno.

Perfil: esterno

Critérios de avaliação

Anatomia demonstrada
- Todo o esterno, com sobreposição mínima dos tecidos moles.

Posicionamento
- Ausência de rotação, esterno visto sem sobreposição das costelas
- Ombros e braços para trás.

Exposição
- Densidade (brilho) e contraste ideais; nenhum artefato de movimento
- Margens ósseas nítidas.

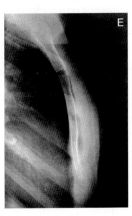

Figura 7.4 Perfil do esterno.

PA e oblíqua anterior: articulações esternoclaviculares (EC)

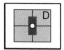

- 18 × 24 cm, horizontal
- Grade.

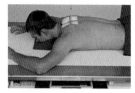

Figura 7.5 PA bilateral.

Posicionamento

PA: Paciente em decúbito ventral ou ereto, plano médio sagital na linha central do RC.

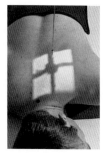

Figura 7.6 Oblíqua anterior direita (OAD), de 10° a 15°, RC ⊥ (em geral, realizam-se as duas incidências oblíquas para comparação).

- Cabeça virada para o lado, sem rotação dos ombros
- Centralize o **RI** ao **RC**.

Oblíqua: Rode o tórax de 10° a 15° para afastar as vértebras do esterno (melhorando a visualização da porção **inferior** da articulação EC). A **OAD** mostra a articulação EC direita. A **OAE** mostra a articulação EC esquerda. A menor inclinação (5° a 10°) possibilita melhor visualização da porção superior da articulação, próxima à coluna.

Raio central:

- **PA:** Nível da T2-T3. RC ⊥ ao plano médio sagital e em torno de 7 cm distalmente à vértebra proeminente (3 cm abaixo da incisura jugular)
- **Oblíqua:** Nível da T2-T3. RC ⊥, de 2,5 a 5 cm lateralmente ao plano médio sagital (em direção ao lado elevado) e em torno de 7 cm distalmente à vértebra proeminente.

DFR: 100 cm.

Colimação: Faça a colimação nos quatro lados da área de interesse, de modo a incluir as margens dos tecidos moles.

Respiração: Suspensa durante a exposição.

Faixa de kVp:					75 a 85	
cm	kVp	mA	Tempo	mAs	DFR	Indicador de exposição
P						
M						
G						

PA: articulações esternoclaviculares

Critérios de avaliação

Anatomia demonstrada

- Articulações EC direita e esquerda, bilateralmente. Aspecto lateral do manúbrio e porção medial das clavículas visualizados lateralmente à coluna vertebral.

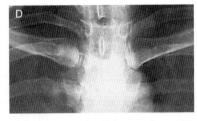

Figura 7.7 PA bilateral das articulações EC.

Posicionamento

- Ausência de rotação, com articulações EC equidistantes à coluna vertebral.

Exposição

- Densidade (brilho) e contraste ideais para visualização das articulações EC; nenhum artefato de movimento
- Articulações EC visíveis através das costelas e dos pulmões
- Margens ósseas nítidas.

Oblíqua anterior: articulações esternoclaviculares

Critérios de avaliação

Anatomia demonstrada

- Visualização do manúbrio, do aspecto medial das clavículas e porção inferior das articulações EC.

Posicionamento

- Paciente rodado de 10° a 15°; a correta rotação do paciente possibilita a boa visualização da porção

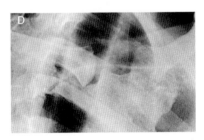

Figura 7.8 Oblíqua anterior direita (OAD) de 10° a 15°.

inferior da articulação EC, sem superposição da coluna vertebral.

Exposição

- Densidade (brilho) e contraste ideais para visualização das articulações EC através das costelas e dos pulmões; nenhum artefato de movimento
- Margens ósseas nítidas.

AP (ou PA): costelas (estudo bilateral)
Acima do diafragma

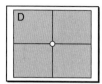

Em geral, a incidência AP é utilizada para exame das costelas posteriores e a incidência PA é usada para exame das costelas anteriores.

- 35 × 43 cm, horizontal (ou vertical em estudos unilaterais ou pacientes com tórax de dimensões menores)
- Grade.

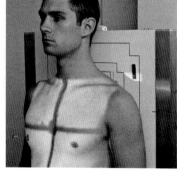

Figura 7.9 AP bilateral das costelas (acima do diafragma).

Posicionamento

- O paciente deve estar preferencialmente ereto, ou em decúbito, com o plano médio sagital na linha média da mesa ortostática/*bucky* vertical e RC
- Margem superior do RI em torno de 4 cm acima dos ombros
- Ombros para frente, sem rotação
- Verifique a centralização do tórax ao RI (estudo bilateral).

Raio central: RC ⊥ RI, centralizado com o plano médio sagital, de 8 a 10 cm abaixo da incisura jugular (altura de T7).

DFR: 180 cm na posição ereta; 100 a 120 cm em decúbito.

Colimação: Faça a colimação nos quatro lados da área de interesse, de modo a incluir as margens dos tecidos moles.

Respiração: Exposição em **inspiração** (diafragma em posição inferior).

Faixa de kVp:					75 a 85	
	cm	kVp	mA	Tempo	mAs	DFR	Indicador de exposição
P							
M							
G							

AP: costelas (estudo bilateral)
Abaixo do diafragma

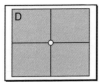

- 35 × 43 cm, horizontal (ou vertical em estudos unilaterais, ou pacientes com tórax de dimensões menores)
- Grade.

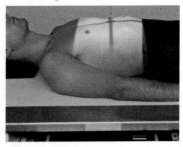

Figura 7.10 AP bilateral das costelas (abaixo do diafragma).

Posicionamento

- O paciente deve estar preferencialmente ereto, ou em decúbito, com o plano médio sagital na linha média da mesa radiológica/*bucky* vertical e RI (RC)
- Levante o queixo para evitar sua sobreposição nas costelas superiores
- Rode os ombros anteriormente para afastar as escápulas dos campos pulmonares
- Proteja os tecidos radiossensíveis.

Observação: Algumas rotinas incluem apenas as costelas unilaterais do lado afetado.

Raio central: RC ⊥ ao RI, centralizado ao plano médio sagital, em um nível a meia distância entre o processo xifoide e a margem inferior das costelas.

DFR: 180 cm em posição ereta; 100 cm em decúbito.

Colimação: Faça a colimação nos quatro lados da área de interesse, de modo a incluir as margens dos tecidos moles.

Respiração: Exposição pós-**expiração** (diafragma em seu ponto mais alto).

Faixa de kVp:					75 a 85	
cm	kVp	mA	Tempo	mAs	DFR	Indicador de exposição
P						
M						
G						

AP (ou PA): costelas (estudo bilateral)
Acima e abaixo do diafragma

Critérios de avaliação

Anatomia demonstrada
Acima do diafragma
- Visualização das costelas 1 a 9.

Abaixo do diafragma
- Visualização das costelas 10 a 12 (mínimo).

Posicionamento
- Sem rotação, com as margens laterais das costelas equidistantes à coluna vertebral.

Exposição
- Densidade (brilho) e contraste ideais para visualização das costelas 1 a 10 acima do diafragma e 10 a 12 (no mínimo) abaixo do diafragma; nenhum artefato de movimento
- Margens ósseas nítidas.

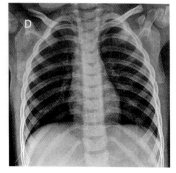

Figura 7.11 PA bilateral das costelas acima do diafragma.

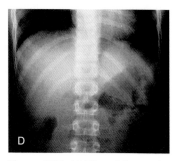

Figura 7.12 AP bilateral das costelas abaixo do diafragma.

Oblíqua anterior (OAD): costelas axilares superiores

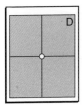

- 35 × 43 cm ou 35 × 35 cm, horizontal (ver *Observação*)
- Grade.

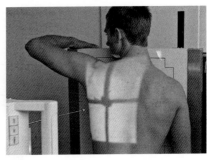

Figura 7.13 Oblíqua anterior direita (OAD) a 45° acima do diafragma – para lesão nas costelas anteriores e axilares à esquerda.

Posicionamento

- O paciente deve estar preferencialmente ereto, ou em decúbito se necessário
- Utilize um posicionamento oblíquo a 45° (lado a ser avaliado distante do RI), rodando a coluna vertebral e afastando-a da área de interesse
- Abduza o braço de baixo afastando-o do tórax; eleve o braço oposto afastando-o do tórax
- Alinhe o plano do tórax a meia distância entre a coluna vertebral e a margem lateral do tórax, no lado a ser avaliado, com o RC e com a linha média da grade ou mesa radiológica/*bucky*.

Observação: Algumas rotinas indicam realizar apenas a incidência oblíqua unilateral do lado afetado, com RI menor em posição vertical.

Raio central: RC ⊥ ao RI, centralizado de 18 a 20 cm abaixo da vértebra proeminente (T7).

DFR: 180 cm na posição ereta; 100 cm em decúbito.

Colimação: Faça a colimação nos quatro lados da área de interesse, de modo a incluir as margens dos tecidos moles.

Respiração: Acima do diafragma – exposição pós-**inspiração**.

Faixa de kVp:					75 a 85	
cm	kVp	mA	Tempo	mAs	DFR	Indicador de exposição
P						
M						
G						

Oblíqua posterior (OPE): costelas axilares inferiores

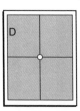

- 35 × 43 cm ou 35 × 35 cm, vertical
- Grade.

Posicionamento

- O paciente deve estar preferencialmente ereto, ou em decúbito, se necessário
- Utilize um posicionamento oblíquo a 45° (lado a ser avaliado distante do RI); rode a coluna vertebral afastando-a da área de interesse

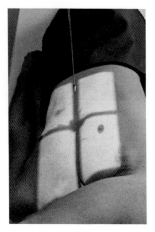

Figura 7.14 Oblíqua posterior esquerda (OPE) a 45° (abaixo do diafragma).

- Abduza o braço de baixo afastando-o do tórax; eleve o braço oposto afastando-o do tórax
- Alinhe o plano do tórax a meia distância entre a coluna vertebral e a margem lateral do tórax no lado a ser avaliado com o RC e com a linha média da grade ou mesa radiológica/*bucky*.

Raio central: RC ⊥ ao RI, centralizado a meia distância entre o processo xifoide e a margem costal inferior.

DFR: 180 cm em posição ereta; 100 cm em decúbito.

Colimação: Faça a colimação nos quatro lados da área de interesse, de modo a incluir as margens dos tecidos moles.

Respiração: Abaixo do diafragma – exposição durante a **expiração**.

Faixa de kVp:					75 a 85	
	cm	kVp	mA	Tempo	mAs	DFR	Indicador de exposição
P							
M							
G							

Oblíqua anterior ou posterior: costelas axilares
Acima e abaixo do diafragma

Critérios de avaliação

Anatomia demonstrada

- **OPE/OAD:** Visualização das costelas axilares esquerdas (alongadas)
- **OPD/OAE:** Visualização das costelas axilares direitas (alongadas)
- Visualização das costelas 1 a 9 acima do diafragma
- Visualização das costelas 10 a 12 abaixo do diafragma (mínimo)
- Porção axilar das costelas projetada sem sobreposição.

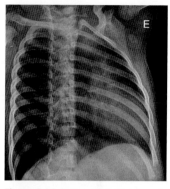

Figura 7.15 Oblíqua posterior esquerda (OPE) acima do diafragma.

Posicionamento

- A incidência oblíqua a 45° possibilita a visualização das costelas axilares em perfil, com a coluna afastada da área de interesse.

Exposição

- Contraste e densidade ideais (brilho) para visualização das costelas através dos pulmões e da sombra cardíaca acima do diafragma e através dos órgãos abdominais densos abaixo do diafragma; nenhum artefato de movimento
- Margens ósseas nítidas.

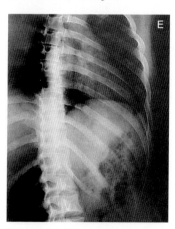

Figura 7.16 Oblíqua posterior esquerda (OPE) abaixo do diafragma.

Capítulo 8

Crânio, Ossos da Face e Seios Paranasais

- Linhas de posicionamento e pontos de referência no crânio.......237

Série de crânio

- AP axial (método de Towne) (R).......238
- AP axial (método de Towne) – análise.......239
- Perfil (R).......240
- Perfil – análise.......241
- PA e PA axial (15°) (método de Caldwell) (R).......242
- PA e PA axial (15°) (método de Caldwell) – análise.......243
- Submentovértice (SMV) (E).......244
- SMV – análise.......245

Traumatismo (série de crânio)

- Perfil (E).......246
- Perfil – análise.......247
- AP e AP axial (E).......248
- AP e AP axial – análise.......249

Ossos da face

- Perfil (R).......250
- Perfil – análise.......251
- Parietoacantial (métodos de Waters e Waters modificado) (R).......252
- Parietoacantial e parietoacantial modificada (métodos de Waters e Waters modificado) – análise.......253

- PA axial (15°) (método de Caldwell) (R).......254
- PA axial (15°) (método de Caldwell) – análise.......255

Traumatismo (série de ossos da face)

- Perfil, acantioparietal (métodos de Waters reverso e Waters reverso modificado) (E).......256

Ossos nasais

- Perfil (R).......257
- Perfil – análise.......258
- Tangencial superoinferior (axial) (E).......259

Arcos zigomáticos

- SMV bilateral (R).......260
- Oblíqua inferossuperior (tangencial) (E).......261
- SMV e oblíqua inferossuperior (tangencial) – análise.......262
- AP axial (método de Towne modificado) (E).......263

Forames ópticos

- Oblíqua parieto-orbital (método de Rhese) (E).......264

235

Mandíbula

- PA e PA axial (R)..................265
- Axiolateral e oblíqua axiolateral (R)......................266
- Oblíqua axiolateral, traumatismo (E)...................268
- PA e oblíqua axiolateral – análise...................................269
- AP axial (mandíbula ou ATM e processos condilares) (R) 270

Articulações temporomandibulares

- Oblíqua axiolateral (método de Law modificado) (E)...........271
- Axiolateral (método de Schuller) (E)....................272

- Axiolateral oblíqua (método de Law modificado) e axiolateral (método de Schuller) – análise.....................................273

Seios paranasais

- Perfil (R) 274
- PA (PA modificada – método de Caldwell) (R)........................275
- Perfil e PA (método de Caldwell modificado) – análise.....................................276
- Parietoacantial (método de Waters) (R) 277
- SMV (R)................................278
- Parietoacantial (método de Waters) e SMV – análise.....................................279

(R) Rotina, (E) Especial

Linhas de posicionamento e pontos de referência no crânio

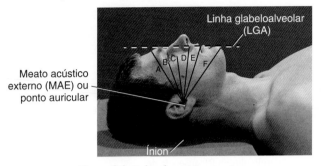

Figura 8.1 Linhas de posicionamento.

A. Linha glabelomeatal (**LGM**)
B. Linha orbitomeatal (**LOM**)
C. Linha infraorbitomeatal (**LIOM**) (linha base de Reid ou "linha de base", base do crânio)
D. Linha acantiomeatal (**LAM**)
E. Linha labiomeatal (**LLM**) (utilizada no método modificado de Waters)
F. Linha mentomeatal (**LMM**) (utilizada no método de Waters)

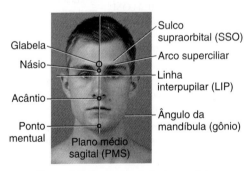

Figura 8.2 Pontos de referência no crânio.

- **Erros de posicionamento comuns:** Os erros mais comuns nas radiografias de ossos do crânio e da face são rotação, inclinação, flexão e extensão.
- **Proteção radiológica:** Além da colimação rigorosa, recomenda-se a proteção de órgãos radiossensíveis, a menos que interfira no exame de imagem.

Deve-se remover da cabeça do paciente todos os objetos de metal, plástico ou outro material.

AP axial: crânio
Método de Towne

- 24 × 30 cm, vertical
- Grade.

Posicionamento

- Remova da cabeça do paciente todos os objetos de metal, plástico ou outro material
- O paciente deve estar sentado ereto ou em decúbito dorsal, com o plano médio sagital alinhado ao RC e à linha média da mesa radiológica e/ou do RI, perpendicular ao RI; ausência de rotação e inclinação
- Deprima o queixo de modo que a LOM ou a LIOM fique perpendicular ao RI
- Certifique-se que a **cabeça não esteja rodada nem inclinada**
- Centralize o RI ao RC projetado.

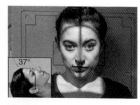

Figura 8.3 AP axial (método de Towne) – RC em ângulo caudal de 30° à LOM.

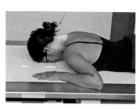

Figura 8.4 PA axial (método de Haas), LOM ⊥ RC em ângulo cefálico de 25°, no nível dos meatos acústicos externos.

Raio central

- RC em angulação caudal de 30° à LOM ou em angulação caudal de 37° à LIOM
- RC direcionado a 6,5 cm acima da glabela (através de 2 cm da glabela, passando pelo forame magno no nível da base do occipúcio).

DFR: 100 cm.

Colimação: Faça a colimação nos quatro lados da área de interesse, de modo a incluir as margens dos tecidos moles.

Respiração: Suspensa durante a exposição.

Observação: A PA axial – método de Haas é uma alternativa à incidência AP de Towne. Deve-se ajustar a cabeça de modo que a LOM fique ⊥ ao RI. O RC deve ser angulado em direção cefálica de 25° e sai 4 cm acima do násio.

	cm	kVp	mA	Tempo	mAs	DFR	Indicador de exposição
P							
M							
G							

Faixa de kVp: 75 a 90

AP axial (método de Towne): crânio

Critérios de avaliação

Anatomia demonstrada
- Osso occipital, cristas da parte petrosa e forame magno visíveis, com o dorso da sela e processos clinoides posteriores visualizados na sombra do forame magno.

Posicionamento
- As cristas da parte petrosa do osso temporal devem estar simétricas, indicando que **não há rotação** (a crista da parte petrosa aparecerá estreitada no sentido de rotação)
- O dorso da sela e os processos clinoides posteriores visualizados no forame magno indicam a **angulação correta do RC e a flexão/extensão do pescoço adequada.**

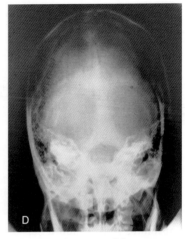

Figura 8.5 AP axial do crânio.

Exposição
- Densidade (brilho) e contraste ideais possibilitam a visualização do osso occipital e das estruturas no interior do forame magno; nenhum artefato de movimento
- Margens ósseas nítidas.

Perfil: crânio

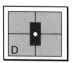

- 24 × 30 cm, horizontal
- Grade.

Posicionamento

- Remova da cabeça do paciente todos os objetos de metal, plástico ou outro material
- O paciente deve estar sentado ereto ou em posição de semipronação na mesa radiológica
- A cabeça deve estar em perfil absoluto, com o lado a ser avaliado mais próximo do RI, sem rotação, nem inclinação, com o plano médio sagital paralelo ao RI e a LIP perpendicular ao RI
- Ajuste o queixo de modo que a LIOM fique ⊥ à borda frontal do RI (a LGA encontra-se paralela à borda frontal do RI)
- Centralize o RI ao RC.

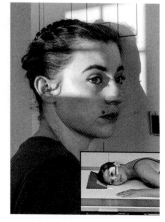

Figura 8.6 Perfil do crânio.

Raio central: RC ⊥ ao RI, cerca de 5 cm acima do meato acústico externo.

DFR: 100 cm.

Colimação: Faça a colimação nos quatro lados da área de interesse, de modo a incluir as margens dos tecidos moles.

Respiração: Suspensa durante a exposição.

Faixa de kVp:					70 a 85	
	cm	kVp	mA	Tempo	mAs	DFR	Indicador de exposição
P							
M							
G							

Perfil: crânio

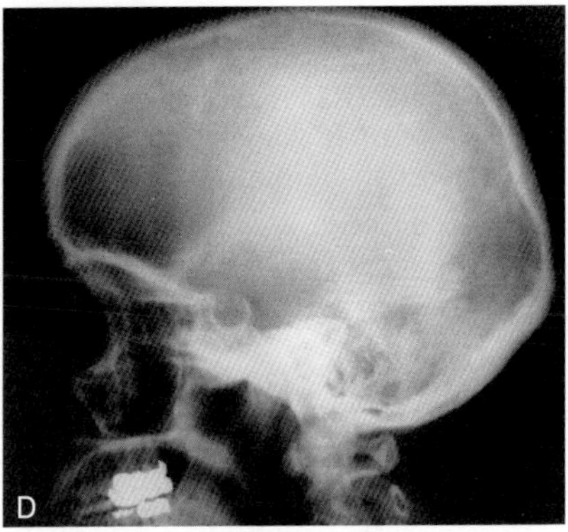

Critérios de avaliação

Anatomia demonstrada

- Todo o crânio visível e ossos parietais sobrepostos
- Toda a sela turca e dorso da sela.

Posicionamento

- **Ausência de inclinação**, confirmada pela sobreposição das paredes superiores das órbitas
- **Ausência de rotação**, evidenciada pela sobreposição das asas maiores do esfenoide e dos ramos das mandíbulas.

Figura 8.7 Perfil do crânio.

Exposição

- Densidade (brilho) e contraste ideais para visualização das estruturas selares; nenhum artefato de movimento
- Margens ósseas nítidas.

PA e PA axial (15°): crânio
Método de Caldwell

Observação: As rotinas de alguns departamentos incluem uma incidência PA além da PA axial em angulação de 15° (Caldwell) para melhor visualização do osso frontal.

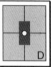

- 24 × 30 cm, vertical
- Grade.

Posicionamento

- Remova da cabeça e do pescoço do paciente todos os objetos de metal e plástico

Figura 8.8 PA – 0°.

- O paciente deve estar sentado ereto ou em posição de semipronação na mesa radiológica, com a cabeça alinhada ao RC e à linha média da mesa e/ou do RI
- Com a testa e o nariz do paciente na superfície da mesa radiológica/dispositivo de imagem; ajuste a cabeça de modo que a LOM fique perpendicular ao RI
- Não é necessário rotação ou inclinação; o plano médio sagital deve ficar perpendicular ao RI

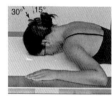

Figura 8.9 PA axial – Caldwell, 15°.

- Centralize o RI ao RC.

Raio central

- **PA:** RC ⊥ ao RI, centralizado para sair no nível da glabela
- **PA axial (Caldwell):** RC em angulação caudal de 15° à LOM, centralizado na saída do násio (uma angulação caudal de 25° a 30° mostra melhor as margens orbitais).

DFR: 100 cm.

Colimação: Faça a colimação nos quatro lados da área de interesse, de modo a incluir as margens dos tecidos moles.

Respiração: Suspensa durante a exposição.

Faixa de kVp:					75 a 85	
cm	kVp	mA	Tempo	mAs	DFR	Indicador de exposição
P						
M						
G						

PA e PA axial (15°): crânio
Método de Caldwell

Critérios de avaliação

Anatomia demonstrada

- **AP:** Osso frontal, crista etmoidal, meatos acústicos internos, seios etmoidais frontal e anterior, cristas da parte petrosa, asas maior e menor do esfenoide e dorso da sela são visíveis sem distorção
- **PA axial a 15°:** Osso frontal, asas maior e menor do esfenoide, fissuras orbitais superiores, seios etmoidais frontal e anterior, margens supraorbitais e crista etmoidal são visíveis.

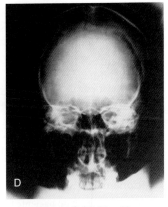

Figura 8.10 PA – 0°.

Posicionamento

- **PA:** Cristas da parte petrosa do osso temporal no nível da margem supraorbital. Ausência de rotação; equidistância entre as órbitas e a lateral do crânio.
- **PA axial a 15°:** As cristas da parte petrosa são projetadas no terço inferior das órbitas; ausência de rotação; equidistância entre as órbitas e a lateral do crânio.

Exposição

- Densidade (brilho) e contraste ideais para visualização do osso frontal e das estruturas adjacentes; nenhum artefato de movimento
- Margens ósseas nítidas.

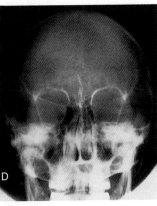

Figura 8.11 PA axial – Caldwell, 15°.

Submentovértice (SMV): crânio

Advertência:
Descarte fraturas
ou subluxação da
coluna cervical
em pacientes
traumatizados
antes de tentar esta incidência.

- 24 × 30 cm, vertical
- Grade
- Uso opcional dos controles automáticos de exposição (CAE).

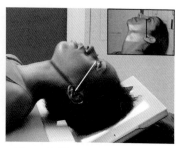

Figura 8.12 SMV – RC ⊥ à LIOM.

Posicionamento

- Remova da cabeça do paciente todos os objetos de metal, plástico ou outro material
- O paciente deve estar sentado ereto ou em decúbito dorsal, com a cabeça além da extremidade da mesa radiológica e o topo da cabeça contra a grade e o RI (a mesa pode estar ligeiramente inclinada). Pode-se colocar uma espuma/almofada de posicionamento sob os ombros
- Ajuste o RI e posicione o pescoço em hiperextensão, de modo que a LIOM fique paralela ao RI
- Certifique-se da ausência de rotação ou inclinação
- Centralize o RI ao RC.

Raio central: RC angulado de modo a ficar ⊥ à LIOM, centralizado 4 cm inferiormente à sínfise da mandíbula, ou a meia distância entre os gônios (2 cm anterior ao nível dos meatos acústicos externos).

Observação: Se a hiperextensão da cabeça não for possível, deve-se ajustar o RC conforme necessário para que continue perpendicular à LIOM.

DFR: 100 cm.

Colimação: Faça a colimação nos quatro lados da área de interesse, de modo a incluir as margens dos tecidos moles.

Respiração: Suspensa durante a exposição.

Faixa de kVp:					75 a 85	
	cm	kVp	mA	Tempo	mAs	DFR	Indicador de exposição
P							
M							
G							

SMV: crânio

Critérios de avaliação

Anatomia demonstrada

- Forame oval e espinhoso, mandíbula, seios esfenoidal e etmoidal posterior, processos mastoides, cristas da parte petrosa do osso temporal, palato duro, forame magno e osso occipital.

Posicionamento

- Extensão correta do pescoço e relação entre a LIOM e o raio central, conforme indicado pelo mento mandibular anterior aos seios etmoidais
- **Ausência de rotação**; o plano médio sagital encontra-se paralelo à borda do RI
- **Ausência de inclinação**; equidistância entre o ramo da mandíbula e o córtex lateral do crânio.

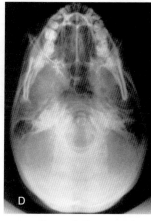

Figura 8.13 SMV.

Exposição

- Densidade (brilho) e contraste ideais para visualização do contorno do forame magno; nenhum artefato de movimento
- Margens ósseas nítidas.

245

Perfil: crânio (trauma)

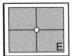

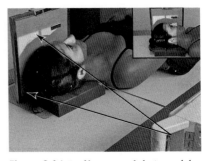

Advertência: NÃO eleve nem movimente a cabeça do paciente antes de descartar a presença de lesões na parte cervical da coluna.

- 24 × 30 cm, horizontal (alinhado à dimensão anteroposterior do crânio)
- Grade.

Figura 8.14 Perfil, suspeita de lesão medular.

Posicionamento

- Remova da cabeça e do pescoço do paciente todos os objetos de metal e plástico
- O paciente deve estar em decúbito dorsal; não remova o colar cervical, a menos que instruído pelo médico
- Em caso de suspeita de lesão medular, coloque o paciente na extremidade da mesa, com o RI aproximadamente 2,5 cm abaixo de sua superfície e posterior ao crânio (mova a mesa flutuante para frente)
- Coloque a cabeça em perfil absoluto
- Centralize o RI ao feixe horizontal do RC (para inclusão de todo o crânio)
- Certifique-se da ausência de rotação ou inclinação.

Raio central: RC horizontal, ⊥ ao RI, centralizado cerca de 5 cm acima do meato acústico externo.

DFR: 100 cm.

Colimação: Faça a colimação nos quatro lados da área de interesse, de modo a incluir as margens dos tecidos moles.

Respiração: Suspenda a respiração.

Faixa de kVp: 70 a 85

	cm	kVp	mA	Tempo	mAs	DFR	Indicador de exposição
P							
M							
G							

Perfil: crânio (trauma)

Critérios de avaliação

Anatomia demonstrada
- Todo o crânio e suas metades sobrepostas
- Toda a sela turca e o dorso da sela.

Posicionamento
- Ausência de rotação ou inclinação.

Exposição
- Densidade (brilho) e contraste ideais para possibilitar a visualização das estruturas selares; nenhum artefato de movimento
- Margens ósseas nítidas.

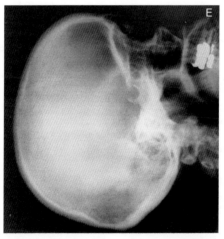

Figura 8.15 Perfil do crânio em caso de trauma.

AP e AP axial: crânio (trauma)

Advertência: Em caso de suspeita de lesões na coluna ou lesões graves na cabeça, devem-se realizar todas as incidências AP sem mover a cabeça, nem remover o colar cervical do paciente, a menos que solicitado pelo médico.

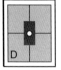

- 24 × 30 cm, vertical
- Grade.

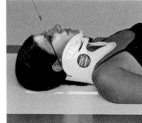

Figura 8.16 AP, RC – paralelo à LOM – centralizado na glabela.

Posicionamento

- Remova da cabeça e do pescoço do paciente todos os objetos de metal e plástico Não remova o colar cervical, a menos que instruído pelo médico
- Coloque cuidadosamente o paciente em decúbito dorsal na mesa radiológica
- Todas as incidências devem ser realizadas na posição original, sem movimentação da cabeça do paciente.

DFR: 100 cm.

Colimação: Faça a colimação nos quatro lados da área de interesse, de modo a incluir as margens dos tecidos moles.

Respiração: Suspensa durante a exposição.

Angulação e centralização do RC

- Conforme inodicado nas Figuras 8.16, 8.17 e 8.18
- RI centralizado no RC projetado.

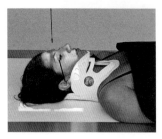

Figura 8.17 AP, Caldwell reverso. RC em angulação cefálica de 15° à LOM – centralizado no násio.

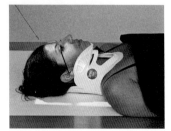

Figura 8.18 AP axial (Towne). RC em angulação caudal de 30° à LOM – RC em torno de 5 a 6 cm acima da glabela.

AP e AP axial: crânio (trauma)

	cm	kVp	mA	Tempo	mAs	DFR	Indicador de exposição
Faixa de kVp:					75 a 90		
P							
M							
G							

Critérios de avaliação

Anatomia demonstrada
- **AP a 0°:** Demonstração do osso frontal e da crista etmoidal (magnificada devido à distância objeto-receptor de imagem [DOR])
- **AP axial a 15°:** Asas maior/menor do esfenoide, osso frontal e fissuras orbitais superiores.

Posicionamento
- **AP a 0°:** Cristas da parte petrosa do osso temporal, no nível da margem supraorbital; **ausência de rotação**; equidistância entre as órbitas e as laterais do crânio
- **AP axial a 15°:** Cristas da parte petrosa do osso temporal projetadas no terço inferior das órbitas; **ausência de rotação;** equidistância entre as órbitas e as laterais do crânio.

Exposição
- Densidade (brilho) e contraste ideais para visualização do osso frontal e das estruturas adjacentes; nenhum artefato de movimento
- Margens ósseas nítidas.

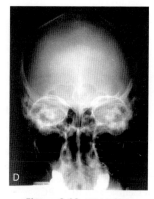

Figura 8.19 AP à LOM.

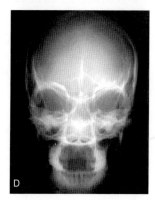

Figura 8.20 AP axial (Caldwell "reverso") (angulação cefálica de 15°).

Perfil: ossos da face

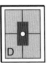

- 18 × 24 cm, vertical
- Grade.

Posicionamento

- Remova da cabeça e do pescoço do paciente todos os objetos de metal e plástico
- O paciente deve estar em posição ereta ou em semipronação na mesa radiológica

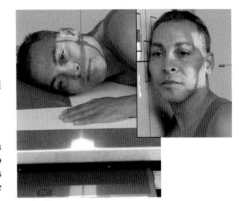

Figura 8.21 Perfil dos ossos da face.

- Apoie a face lateral da cabeça contra a superfície da mesa ou dispositivo de imagem vertical, **com o lado de interesse mais próximo do RI**
- Ajuste a cabeça em perfil absoluto (angule o corpo conforme necessário para deixar o paciente mais confortável)
- Ausência de rotação ou inclinação, com o plano médio sagital paralelo ao RI, LIP perpendicular ao RI
- Ajuste o queixo de modo a colocar a LIOM ⊥ à borda frontal do RI
- Centralize o RI ao RC.

Raio central: RC ⊥ ao RI, ao zigoma (proeminência da bochecha), a meia distância entre o meato acústico externo e o canto externo do olho.

DFR: 100 cm.

Colimação: Faça a colimação nos quatro lados da área de interesse, de modo a incluir as margens dos tecidos moles.

Respiração: Suspensa durante a exposição.

Faixa de kVp:					70 a 85	
cm	kVp	mA	Tempo	mAs	DFR	Indicador de exposição
P						
M						
G						

Perfil: ossos da face

Critérios de avaliação

Anatomia demonstrada
- Ossos da face, asas maiores do esfenoide, paredes superiores das órbitas, sela turca, zigoma e mandíbula sobrepostos.

Posicionamento
- **Ausência de inclinação**, evidenciada pela sobreposição das paredes superiores das órbitas
- **Ausência de rotação**, evidenciada pela sobreposição das asas maiores do esfenoide e dos ramos das mandíbulas.

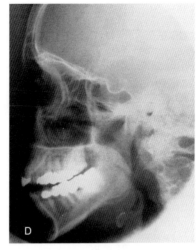

Figura 8.22 Perfil dos ossos da face.

Exposição
- Densidade (brilho) e contraste ideais para visualização das estruturas da face; nenhum artefato de movimento
- Margens ósseas nítidas.

Parietoacantial: ossos da face
Métodos de Waters e Waters modificado

- 18 × 24 cm, vertical, ou 24 × 30 cm, vertical
- Grade.

Posicionamento

Waters

- Remova da cabeça e do pescoço do paciente todos os objetos de metal e plástico
- O paciente deve estar preferencialmente sentado ou ereto, ou em decúbito ventral na mesa radiológica
- Posicione a cabeça estendida, apoiando o queixo na mesa radiológica/dispositivo de imagem vertical. Coloque a LMM ⊥ ao RI, o que faz com que a LOM fique a 37° do RI
- Centralize o RI ao RC.

Waters modificado

- A LOM está 55° em relação ao plano do RI, ou a linha da junção dos lábios ao meato acústico externo (LLM) está ⊥ ao RI.

Raio central: RC ⊥ ao RI, para sair no nível do acântio (ambas as incidências).
DFR: 100 cm.
Colimação: Faça a colimação nos quatro lados da área de interesse, de modo a incluir as margens dos tecidos moles.
Respiração: Suspensa durante a exposição.

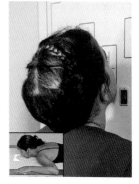

Figura 8.23 PA de Waters, LOM a 37° do RI – RC e LMM ⊥.

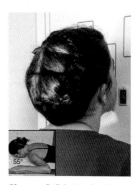

Figura 8.24 PA de Waters modificado, LOM a 55° do RI – RC e LLM ⊥.

Faixa de kVp: 70 a 85

	cm	kVp	mA	Tempo	mAs	DFR	Indicador de exposição
P							
M							
G							

Parietoacantial e parietoacantial modificada
Métodos de Waters e Waters modificado

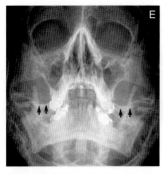 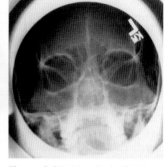

Figura 8.25 PA, método de Waters. **Figura 8.26** PA, método de Waters modificado.

Critérios de avaliação

Anatomia demonstrada

- **Waters:** Ambas as LIOM, maxilas, septo nasal, ossos zigomáticos, arcos zigomáticos e espinha nasal anterior
- **Waters modificado:** Paredes inferiores das órbitas em perfil (sem distorção). Incidência ideal para demonstração de possíveis fraturas por explosão das paredes inferiores das órbitas.

Posicionamento

- **Waters:** Cristas da parte petrosa dos ossos temporais imediatamente inferiores ao assoalho dos seios maxilares; **ausência de rotação**; equidistância entre as órbitas e a lateral do crânio
- **Waters modificado:** Projeção das cristas da parte petrosa dos ossos temporais na metade inferior dos seios maxilares; **ausência de rotação**; equidistância entre as órbitas e as laterais do crânio.

Exposição

- Densidade (brilho) e contraste ideais para visualização da região maxilar e das estruturas adjacentes; nenhum artefato de movimento
- Margens ósseas nítidas.

PA axial (15°): ossos da face
Método de Caldwell

- 18 × 24 cm, vertical, ou 24 × 30 cm, vertical
- Grade.

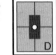

Posicionamento

- Remova da cabeça e do pescoço do paciente todos os objetos de metal e plástico
- O paciente deve estar preferencialmente sentado ou ereto, ou em decúbito ventral na mesa radiológica. Alinhe o plano médio sagital ao RC e à linha média da mesa e/ou do RI
- Com a testa e o nariz apoiados no dispositivo de imagem, ajuste a cabeça de modo que a LOM fique perpendicular ao RI; certifique-se da ausência de rotação ou inclinação
- Centralize o RI ao RC projetado (ao násio).

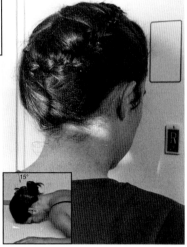

Figura 8.27 PA axial – Caldwell em ângulo de 15° (LOM ⊥); saída do RC no násio.

Raio central: RC em angulação caudal de 15° à LOM, centralizado na saída do násio.

Observação: É necessária uma angulação do RC de 30° para projetar as cristas da parte petrosa dos ossos temporais abaixo das margens infraorbitais se esta for a área de interesse. O RC sai à altura do meio das órbitas.

DFR: 100 cm.

Colimação: Faça a colimação nos quatro lados da área de interesse, de modo a incluir as margens dos tecidos moles.

Respiração: Suspensa durante a exposição.

Faixa de kVp: 70 a 85

	cm	kVp	mA	Tempo	mAs	DFR	Indicador de exposição
P							
M							
G							

PA axial (15°): ossos da face
Método de Caldwell

Critérios de avaliação

Anatomia demonstrada

- Margens supraorbitais, maxila, septo nasal, arcos zigomáticos e espinal nasal anterior.

Posicionamento

- Projeção das cristas da parte petrosa do osso temporal no terço inferior das órbitas; **ausência de rotação**; equidistância entre as órbitas e as margens laterais do crânio.

Exposição

- Densidade (brilho) e contraste ideais para visualização da região maxilar e do assoalho das órbitas; nenhum artefato de movimento
- Margens ósseas nítidas.

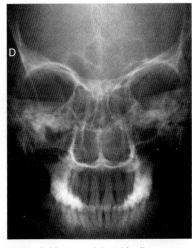

Figura 8.28 PA axial de Caldwell – em angulação caudal de 15°.

Perfil, acantioparietal: ossos da face (trauma)

Métodos de Waters reverso e Waters modificado reverso

Advertência: Em caso de suspeita de lesões na coluna ou lesões graves na cabeça, devem-se realizar todas as incidências com o paciente em decúbito dorsal. Não mova a cabeça do paciente nem remova o colar cervical, se presente.

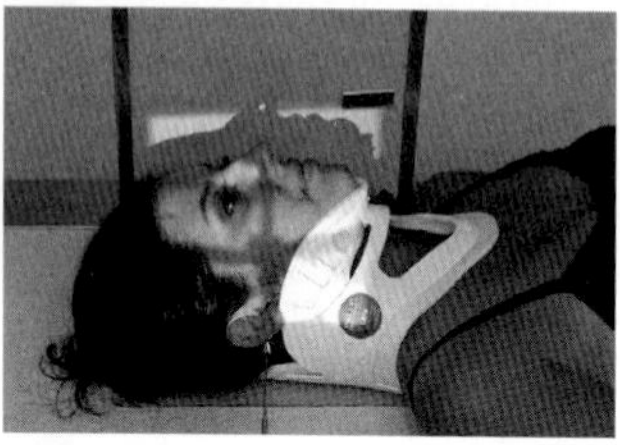

Perfil (feixe horizontal)

- 18 × 24 cm, vertical
- Grade, colocada na extremidade, contra a lateral do crânio
- Ausência de rotação ou inclinação, com o plano médio sagital paralelo ao RI
- RC horizontal, a meia distância entre o canto externo do olho e o meato acústico externo.

Figura 8.29 Perfil com feixe horizontal – RC a meia distância entre o canto externo do olho e o meato acústico externo.

Waters reverso

- 18 × 24 cm, vertical
- Grade (CAE – campo central)
- Plano médio sagital alinhado ao RC e à linha média da mesa radiológica ou do RI
- Ausência de rotação ou inclinação
- RC paralelo à LMM
- RC centralizado ao acântio (RC em ângulo cefálico, conforme necessário, a não ser que tenham sido descartadas lesões cervicais).

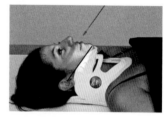

Figura 8.30 Waters reverso em caso de traumatismo – RC paralelo à LMM, centralizado no acântio.

Waters reverso modificado

- Igual ao Waters reverso, à exceção de:
  - RC paralelo à junção da linha labiomeatal (LLM)
  - RC centralizado ao acântio.

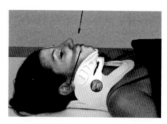

Figura 8.31 Waters reverso modificado em caso de traumatismo – RC paralelo à LLM e centralizado no acântio.

Perfil: ossos nasais

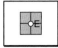

Em geral, realizam-se incidências bilaterais para comparação
- 18 × 24 cm, horizontal
- Sem grade.

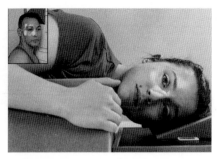

Figura 8.32 Perfil esquerdo – ossos nasais.

Posicionamento
- Remova da cabeça e do pescoço do paciente todos os objetos de metal e plástico
- O paciente deve estar sentado ereto ou semipronado na mesa radiológica
- Apoie o aspecto lateral da cabeça contra a superfície da mesa/dispositivo de imagem vertical, com o lado de interesse mais próximo ao RI
- Centralize os ossos nasais ao centro do RI
- Ajuste a cabeça de modo a colocá-la em perfil absoluto (angule o corpo conforme necessário para deixar o paciente mais confortável)
- O plano médio sagital deve estar paralelo e a LIP ⊥ à mesa radiológica/dispositivo de imagem vertical, com a LIOM ⊥ à borda frontal do RI.

Raio central: RC ⊥ ao RI, centralizado em torno de 1,25 cm inferior ao násio.
DFR: 100 cm.
Colimação: Faça a colimação nos quatro lados da área de interesse, de modo a incluir as margens dos tecidos moles.
Respiração: Suspensa durante a exposição.

	cm	kVp	mA	Tempo	mAs	DFR	Indicador de exposição
P							
M							
G							

Faixa de kVp: 65 a 80

Perfil: ossos nasais

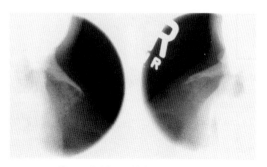

Figura 8.33 Perfil dos ossos nasais.

Critérios de avaliação

Anatomia demonstrada
- Demonstrados os ossos nasais, incluindo as estruturas de tecidos moles do nariz, a sutura frontonasal e a espinha nasal anterior.

Posicionamento
- **Ausência de rotação**; perfil absoluto dos ossos nasais.

Exposição
- Densidade (brilho) e contraste ideais para visualização dos ossos nasais e dos tecidos moles adjacentes; nenhum artefato de movimento
- Margens ósseas nítidas, com detalhes dos tecidos moles.

Tangencial superoinferior (axial): ossos nasais

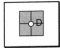

- 18 × 24 cm, horizontal
- Sem grade.

Posicionamento

- Remova da cabeça e do pescoço do paciente todos os objetos de metal e plástico
- O paciente deve estar sentado ereto na extremidade da mesa radiológica ou em decúbito ventral na mesa
- Se em decúbito ventral, coloque apoios sob o tórax e sob o RI
- Apoio o queixo estendido sobre o RI, que deve estar perpendicular à linha glabeloalveolar (LGA) e ao RC.

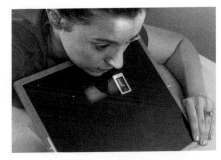

Figura 8.34 Axial dos ossos nasais.

Raio central: RC direcionado ao násio e angulado conforme necessário para que o RC fique paralelo à LGA. (O RC deve roçar a parte anterior dos dentes frontais superiores e a glabela.)

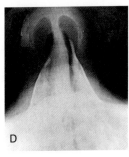

Figura 8.35 Superoinferior.

DFR: 100 cm.

Colimação: Faça a colimação nos quatro lados da área de interesse (quadrado de 10 cm), de modo a incluir as margens dos tecidos moles.

Respiração: Suspensa durante a exposição.

Faixa de kVp:						65 a 80
	cm	kVp	mA	Tempo	mAs	DFR	Indicador de exposição
P							
M							
G							

SMV bilateral: arcos zigomáticos

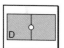

- 24 × 30 cm, horizontal
- Grade < 10 cm, RI < 10 cm
- O uso de CAE não é recomendado.

Posicionamento

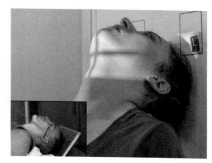

Figura 8.36 Incidência SMV, exame bilateral dos arcos zigomáticos, ereto e em decúbito dorsal (*detalhe*) – LIOM paralela ao RI; RC ⊥ à LIOM.

- Remova da cabeça e do pescoço do paciente todos os objetos de metal e plástico
- O paciente deve estar sentado ereto ou em decúbito dorsal, com a cabeça estendida além da extremidade da mesa radiológica e o topo da cabeça contra a grade e o RI (a mesa pode ser ligeiramente inclinada)
- Ajuste o RI e a cabeça, de modo que a LIOM fique paralela ao RI
- Certifique-se da ausência de rotação ou inclinação
- Centralize o RI ao RC.

Raio central: O RC deve ser angulado conforme necessário para que fique ⊥ à LIOM, centralizado a meia distância entre os arcos zigomáticos (em torno de 4 cm abaixo da sínfise da mandíbula).

DFR: 100 cm.

Colimação: Faça a colimação nos quatro lados da área de interesse, de modo a incluir as margens dos tecidos moles.

Respiração: Suspensa durante a exposição.

Faixa de kVp: 75 a 85

	cm	kVp	mA	Tempo	mAs	DFR	Indicador de exposição
P							
M							
G							

Oblíqua inferossuperior (tangencial): arcos zigomáticos

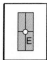

Em geral, o exame é realizado bilateralmente para comparação.

- 18 × 24 cm, vertical
- Grade > 10 cm, RI < 10 cm
- O uso de CAE não é recomendado.

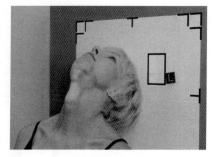

Figura 8.37 Oblíqua inferossuperior (tangencial): dispositivo de imagem vertical (inclinação de 15°, rotação de 15°, RC perpendicular à LIOM).

Posicionamento

- Remova da cabeça e do pescoço do paciente todos os objetos de metal e plástico
- O paciente deve estar preferencialmente ereto, ou em decúbito dorsal; posicione como para a incidência SMV de crânio, com a LIOM paralela ao RI
- **Rode** a cabeça em aproximadamente 15° **em direção** ao lado a ser examinado
- **Incline** o plano médio sagital do queixo cerca de 15° **em direção** ao lado a ser examinado (pode ser necessária uma inclinação maior para que o arco zigomático não se superponha à mandíbula ou ao osso parietal)
- Centralize o RI ao RC.

Raio central: O RC deve ser angulado conforme necessário para que fique ⊥ à LIOM, centralizado no arco zigomático. (O RC roça o ramo mandibular, passa através do arco e pela eminência parietal na parte inferior.)

DFR: 100 cm.

Colimação: Faça a colimação nos quatro lados da área de interesse, de modo a incluir as margens dos tecidos moles.

Respiração: Suspensa durante a exposição.

---

	cm	kVp	mA	Tempo	mAs	DFR	Indicador de exposição
P							
M							
G							

Faixa de kVp: 70 a 85

SMV e oblíqua inferossuperior (tangencial): arcos zigomáticos

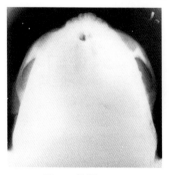 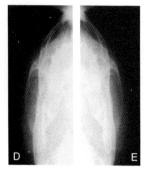

Figura 8.38 SMV.   Figura 8.39 Oblíqua tangencial.

Critérios de avaliação

Anatomia demonstrada

- **SMV:** Arcos zigomáticos bilateralmente
- **Tangencial:** Arco zigomático unilateral.

Posicionamento

- **SMV:** Visualização dos arcos zigomáticos sem obstrução, bilateralmente; ausência de rotação; arcos zigomáticos simétricos
- **Oblíqua inferossuperior (tangencial):** Visualização do arco zigomático unilateralmente, sem obstrução; ausência de sobreposição do arco ao osso parietal ou à mandíbula.

Exposição

- Densidade (brilho) e contraste ideais para visualização dos arcos zigomáticos; nenhum artefato de movimento
- Margens ósseas nítidas, com detalhes dos tecidos moles.

AP axial: arcos zigomáticos
Método de Towne modificado

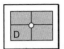

- 18 × 24 cm, horizontal
- Grade
- O uso de CAE não é recomendado.

Posicionamento

- Remova da cabeça e do pescoço do paciente todos os objetos de metal e plástico
- O paciente deve estar sentado ereto ou em decúbito dorsal na mesa radiológica, com o plano médio sagital alinhado à linha média da mesa/dispositivo de imagem vertical para evitar a rotação ou inclinação da cabeça
- Flexione o pescoço baixando o queixo de modo que a LOM ou a LIOM fique perpendicular ao RI
- Centralize o RI ao RC projetado.

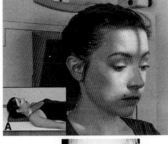

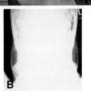

Figura 8.40 AP axial – arcos zigomáticos – RC a 30° em relação à LOM (37° em relação à LIOM). **A.** Em decúbito dorsal. **B.** Sentado ereto.

Raio central

- RC em angulação caudal de 30° à LOM ou 37° à LIOM
- RC 2,5 cm superior ao násio (passando através do meio dos arcos zigomáticos) no nível do gônio.

DFR: 100 cm.

Colimação: Faça a colimação nos quatro lados da área de interesse, de modo a incluir as margens dos tecidos moles.

Respiração: Suspensa durante a exposição.

Faixa de kVp:					70 a 85	
cm	kVp	mA	Tempo	mAs	DFR	Indicador de exposição
P						
M						
G						

Oblíqua parieto-orbital: forames ópticos
Método de Rhese

- 18 × 24 cm, horizontal
- Grade
- Faz-se o estudo bilateral das órbitas para comparação
- O uso de CAE não é recomendado.

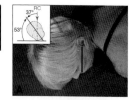

Posicionamento

- Remova da cabeça e do pescoço do paciente todos os objetos de metal e plástico
- O paciente deve estar sentado ereto ou em decúbito ventral na mesa radiológica
- Como referência inicial, posicione o paciente em decúbito ventral com o plano médio sagital da cabeça perpendicular ao RI. Ajuste a flexão e a extensão, de modo que a LAM fique perpendicular ao RI. Ajuste a cabeça do paciente, de modo que o queixo, a bochecha e o nariz toquem a superfície da mesa radiológica/dispositivo de imagem vertical (esta posição é historicamente conhecida como "apoio em 3 pontos")

Figura 8.41 A. Oblíqua de Rhese (lado direito). **B.** Oblíqua de Rhese – LAM e RC ⊥ – 53° de rotação da cabeça a partir da lateral.

- Rode a cabeça em 37° em direção ao lado afetado. O ângulo formado entre o plano médio sagital e o plano do RI mede 53°. (Deve-se usar um goniômetro para obter um ângulo preciso de 37° entre o RC e o plano médio sagital.)
- Centralize o RI ao RC, à parte inferior da órbita.

Raio central: RC ⊥ ao RI, à metade da parte inferior da órbita.
DFR: 100 cm.
Colimação: Faça a colimação rigorosa a um quadrado de 8 a 10 cm. Faça a colimação nos quatro lados da área de interesse (8 a 10 cm), de modo a incluir as margens dos tecidos moles.
Respiração: Suspensa durante a exposição.

	cm	kVp	mA	Tempo	mAs	DFR	Indicador de exposição
Faixa de kVp:						70 a 85	
P							
M							
G							

PA e PA axial: mandíbula

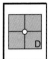

- 18 × 24 cm ou 24 × 30 cm, vertical
- Grade (frequentemente realizada sem grade)
- O uso de CAE não é recomendado.

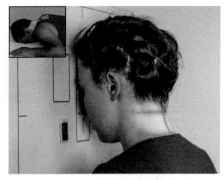

Figura 8.42 PA mandíbula – RC e LOM ⊥ ao RI.

Posicionamento

- Remova da cabeça e do pescoço do paciente todos os objetos de metal e plástico
- O paciente deve estar sentado ereto ou em decúbito ventral na mesa, com a cabeça alinhada à linha média da mesa radiológica e/ou ao RI
- Posicione a cabeça em perfil absoluto, com o lado a ser avaliado contra o RI
- Com a testa e o nariz na superfície da mesa, ajuste a cabeça de modo que a LOM fique ⊥ ao RI
- Ausência de rotação ou inclinação, plano médio sagital ⊥ ao RI
- Centralize o RI ao RC (no nível da junção dos lábios).

Raio central: RC ⊥ ao RI, saindo na região mandibular de interesse.

PA axial (opcional): Um RC em ângulo cefálico de 20° a 25° e centralizado na saída do acântio mostra melhor os ramos proximais e os côndilos.

DFR: 100 cm.

Colimação: Faça a colimação nos quatro lados da área de interesse, de modo a incluir as margens dos tecidos moles.

Respiração: Suspensa durante a exposição.

	cm	kVp	mA	Tempo	mAs	DFR	Indicador de exposição
P							
M							
G							

Faixa de kVp: 75 a 90

Axiolateral e oblíqua axiolateral: mandíbula

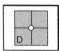

Em geral, radiografam-se os lados direito e esquerdo para comparação, a menos que contraindicado
- 18 × 24 cm ou 24 × 30 cm, horizontal
- Grade > 10 cm, RI < 10 cm
- O uso de CAE não é recomendado.

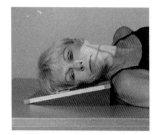

Figura 8.43 Semidecúbito dorsal.

Posicionamento

- Remova da cabeça e do pescoço do paciente todos os objetos de metal e plástico
- O paciente deve estar sentado ereto, em semipronação ou semidecúbito dorsal, com apoio sob o ombro e o quadril
- Estenda o queixo, com o lado de interesse contra o RI
- Ajuste a cabeça de modo que a LIP fique perpendicular ao RI, sem inclinação

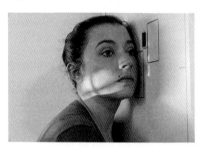

Figura 8.44 Axiolateral oblíqua ereta.
- RC em angulação cefálica de 25° (máximo)
- Rotação da cabeça em 10° a 15° para exames em geral (como mostrado previamente)
- Rotação da cabeça em 0° para exame do ramo da mandíbula
- Rotação da cabeça em 30° para exame do corpo da mandíbula
- Rotação da cabeça em 45° para exame do mento.

- Rode a cabeça em direção ao RI conforme a área de interesse:
  - Cabeça em perfil verdadeiro mostra o ramo (axiolateral)
  - Rotação de 10° a 15° confere melhor visualização da mandíbula em geral
  - Rotação de 30° em direção ao RI confere melhor visualização do corpo da mandíbula
  - Rotação de 45° confere melhor visualização do mento.

Raio central: Sugerem-se três métodos para evidenciar a região específica de interesse da mandíbula (lado mais próximo do RI) sem sobreposição pelo lado oposto:

1. Use um RC em angulação cefálica de 25° à LIP, centralizado na parte inferior à metade da mandíbula (5 cm abaixo do ângulo superior).
2. Empregue uma combinação de inclinação da cabeça e angulação do RC, de modo a não exceder uma inclinação cefálica de 25° (p. ex., incline o tubo em 10° em direção cefálica e adicione 15° de inclinação da cabeça em direção ao RI).
3. Use 25° de inclinação da cabeça em direção ao RI e use um RC perpendicular.

DFR: 100 cm.

Colimação: Faça a colimação nos quatro lados da área de interesse, de modo a incluir as margens dos tecidos moles.

Respiração: Suspensa durante a exposição.

Faixa de kVp:					70 a 85	
	cm	kVp	mA	Tempo	mAs	DFR	Indicador de exposição
P							
M							
G							

Oblíqua axiolateral: mandíbula (trauma)

Use este método em pacientes traumatizados e incapazes de cooperar.

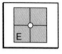

- 18 × 24 cm ou 24 × 30 cm, horizontal
- Grade < 10 cm, RI < 10 cm.

Posicionamento

- Remova da cabeça e do pescoço do paciente todos os objetos de metal e plástico

Figura 8.45 Axiolateral com feixe horizontal – RC em angulação cefálica de 25° da lateral, 5° a 10° para baixo.

- O paciente deve estar em decúbito dorsal, sem rotação da cabeça, plano médio sagital ⊥ à mesa radiológica
- O RI deve estar na extremidade da mesa próxima à face, paralelo ao plano médio sagital, com a borda inferior cerca de 2,5 cm abaixo da margem inferior da mandíbula
- Deprima os ombros e, se possível, eleve ou estenda o queixo.

Observação: Deve-se realizar uma leve rotação da cabeça do paciente em direção ao RI (10° a 15°) para melhorar a visualização do corpo ou mento da mandíbula caso estas sejam as áreas de interesse.

Raio central

- RC em feixe horizontal, em angulação cefálica de 25° (da lateral ou LIP); angulação para baixo (posteriormente) em 5° a 10° para livrar o ombro
- RC centralizado cerca de 5 cm distal ao ângulo da mandíbula do lado oposto ao RI.

DFR: 100 cm.

Colimação: Faça a colimação nos quatro lados da área de interesse, de modo a incluir as margens dos tecidos moles.

Respiração: Suspensa durante a exposição.

	cm	kVp	mA	Tempo	mAs	DFR	Indicador de exposição
P							
M							
G							

Faixa de kVp: 70 a 85

PA e oblíqua axiolateral: mandíbula

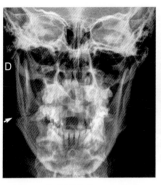

Figura 8.46 PA da mandíbula.

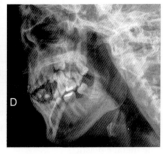

Figura 8.47 Oblíqua axiolateral da mandíbula.

Critérios de avaliação

Anatomia demonstrada
- **PA:** Ramos e porção lateral do corpo da mandíbula
- **Axiolateral e oblíqua axiolateral:** Ramos, processos condilares e coronoides e corpo da mandíbula do lado mais próximo.

Posicionamento
- Paciente ereto ou em decúbito dorsal; **PA: Ausência de rotação,** evidenciada pela simetria dos ramos
- **Axiolateral e oblíqua axiolateral:** Visualização total e sem obstrução dos ramos, corpo e mento da mandíbula. Não há encurtamento da área de interesse.

Exposição
- Densidade (brilho) e contraste ideais para visualização da área mandibular de interesse; nenhum artefato de movimento
- Margens ósseas nítidas.

AP axial: mandíbula ou articulações temporomandibulares e processos condilares

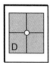

- 18 × 24 cm, vertical
- Grade.

Posicionamento

- Remova da cabeça e do pescoço do paciente todos os objetos de metal e plástico

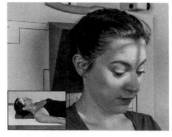

Figura 8.48 AP axial, RC em angulação de 35° à LOM.

- O paciente deve estar sentado ereto ou em decúbito dorsal na mesa radiológica, com o plano médio sagital centralizado na linha média da mesa; certifique-se da ausência de rotação ou inclinação
- Apoie a parte posterior do crânio do paciente sobre a mesa/dispositivo de imagem
- Se possível, baixe o queixo de modo que a LOM fique perpendicular à mesa/dispositivo de imagem (ou posicione a LIOM perpendicularmente e adicione 7° à angulação do RC)
- Centralize o RI ao RC projetado.

Raio central

- RC angulado em direção caudal a 35° da LOM (ou a 42° da LIOM)
- Direcione o RC 7,5 cm superiormente ao násio. Centralize o RI ao RC projetado.

Observação: O RC deve ser centralizado cerca de 2,5 cm acima da glabela para que passe através das articulações temporomandibulares (ATM) se estas forem a área de interesse.

DFR: 100 cm.

Colimação: Faça a colimação nos quatro lados da área de interesse, de modo a incluir as margens dos tecidos moles.

Respiração: Suspensa durante a exposição.

	cm	kVp	mA	Tempo	mAs	DFR	Indicador de exposição
P							
M							
G							

Faixa de kVp: 75 a 85

Oblíqua axiolateral: articulações temporomandibulares
Método de Law modificado

Advertência: Não se deve tentar abrir a boca em pacientes com possível fratura.

Radiografam-se os dois lados, com a boca aberta e fechada, para comparação.

- 18 × 24 cm, vertical
- Grade
- O uso de CAE não é recomendado.

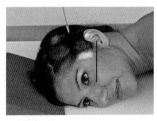

Figura 8.49 Boca fechada.

Posicionamento

- O paciente deve estar preferencialmente sentado ereto, ou em semi-pronação na mesa radiológica, com o lado afetado para baixo
- Ajuste o queixo de modo que a LIOM fique perpendicular à borda frontal do RI
- A partir da posição lateral, rode o crânio (plano médio sagital) 15° em direção ao RI, sem inclinação, com a LIP perpendicular ao RI

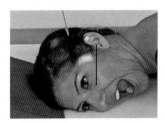

Figura 8.50 Boca aberta – oblíqua a 15° (em relação à lateral) e RC em angulação caudal de 15°.

- A segunda exposição deve ser realizada no mesmo posicionamento, mas com a boca totalmente aberta.

Raio central: RC em angulação caudal de 15°, centralizado em 4 cm acima do meato acústico externo do lado de cima.

DFR: 100 cm.

Colimação: Faça a colimação nos quatro lados da área de interesse, de modo a incluir as margens dos tecidos moles.

Respiração: Suspensa durante a exposição.

Faixa de kVp: 75 a 85

	cm	kVp	mA	Tempo	mAs	DFR	Indicador de exposição
P							
M							
G							

Axiolateral: articulações temporomandibulares
Método de Schuller

Advertência: Não se deve tentar abrir a boca em pacientes com possível fratura.
 Radiografam-se os dois lados, com a boca aberta e fechada, para comparação.

- 18 × 24 cm, vertical
- Grade.

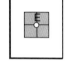

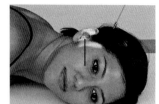

Figura 8.51 Boca fechada.

Posicionamento

- O paciente deve estar sentado ereto ou em semipronação, com o lado afetado para baixo
- Ajuste a cabeça em **perfil absoluto** (angule o corpo conforme necessário para deixar o paciente mais confortável)
- Alinhe a **LIP perpendicularmente** ao RI
- Alinhe o **plano médio sagital paralelamente** à mesa/dispositivo de imagem
- Posicione a **LIOM perpendicularmente** à borda frontal do RI
- A segunda exposição deve ser realizada no mesmo posicionamento, mas com a boca totalmente aberta.

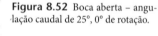

Figura 8.52 Boca aberta – angulação caudal de 25°, 0° de rotação.

Raio central: RC em angulação caudal de 25° a 30°, centralizado para entrada 5 cm acima e 1 a 2 cm anterior ao meato acústico externo do lado de cima.

DFR: 100 cm.

Colimação: Faça a colimação nos quatro lados da área de interesse, de modo a incluir as margens dos tecidos moles.

Respiração: Suspensa durante a exposição.

Faixa de kVp:					75 a 85	
	cm	kVp	mA	Tempo	mAs	DFR	Indicador de exposição
P							
M							
G							

Axiolateral oblíqua (método de Law modificado) e axiolateral (método de Schuller): articulações temporomandibulares

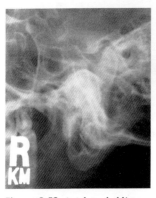
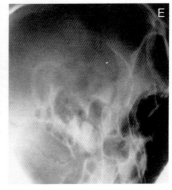

Figura 8.53 Axiolateral oblíqua – boca fechada, observação da porção inferior da ATM na fossa mandibular (Law modificado).

Figura 8.54 Incidência axiolateral – boca aberta; observação da ATM com movimentação do côndilo para a margem anterior da fossa mandibular (Schuller).

Observação: A rotina de posicionamento é composta pelas incidências em boca aberta e fechada pelo método de Law modificado, ou incidências em boca aberta e fechada pelo método de Schuller.

Critérios de avaliação

Anatomia demonstrada
- **Law modificado:** Estudo funcional bilateral da ATM e da fossa mandibular
- **Schuller:** Estudo funcional bilateral da ATM e da fossa mandibular.

Posicionamento
- **Law modificado:** Visualização completa e não obstruída da ATM com a boca aberta e fechada (a figura mostra apenas com a boca fechada)
- **Schuller:** Visualização completa e não obstruída da ATM com a boca aberta e fechada; maior alongamento dos côndilos (a figura mostra apenas com a boca aberta).

Exposição
- Densidade (brilho) e contraste ideais para visualização da ATM e da fossa mandibular; nenhum artefato de movimento
- Margens ósseas nítidas.

Perfil: seios paranasais

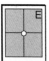

Requer um **posicionamento ereto com RC horizontal** para demonstração de níveis hidroaéreos.

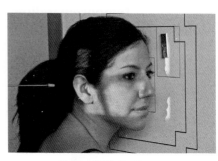

Figura 8.55 Perfil ereto.

- 18 × 24 cm, vertical
- Grade
- O uso de CAE não é recomendado.

Posicionamento

- Remova da cabeça do paciente todos os objetos de metal, plástico ou outro material
- O paciente deve estar ereto, sentado de frente para o RI, com a cabeça em perfil absoluto; angule o corpo conforme necessário para deixar o paciente mais confortável, com o lado de interesse mais próximo do RI
- Ajuste o queixo de modo a alinhar a LIOM perpendicularmente à borda frontal do RI
- Não é necessário rotação; o plano médio sagital deve estar paralelo e a LIP ⊥ ao RI
- Centralize o RI ao RC.

Raio central: RC horizontal a meia distância entre o canto externo do olho e o meato acústico externo.

DFR: 100 cm.

Colimação: Faça a colimação nos quatro lados da área de interesse, de modo a incluir as margens dos tecidos moles.

Respiração: Suspensa durante a exposição.

Faixa de kVp:					75 a 85	
cm	kVp	mA	Tempo	mAs	DFR	Indicador de exposição
P						
M						
G						

PA: seios paranasais
PA modificada – método de Caldwell

Requer um **posicionamento ereto com RC horizontal** para demonstração de níveis hidroaéreos.

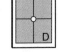

- 18 × 24 cm, vertical
- Grade
- O uso de CAE não é recomendado.

Posicionamento
PA de Caldwell

- Remova da cabeça e do pescoço do paciente todos os objetos de metal e plástico
- O paciente deve estar sentado ereto; coloque o nariz e a testa do paciente contra o dispositivo de imagem vertical ou mesa, com o pescoço estendido, de modo a elevar a **LMO a 15° da horizontal**
- O RI deve ser centralizado no RC (násio), sem rotação.

PA de Caldwell modificada

- Cabeça inclinada para trás, de modo que a LOM fique a 15° da horizontal.

Raio central: RC horizontal (paralelo ao chão), saindo pelo násio.
DFR: 100 cm.
Colimação: Faça a colimação nos quatro lados da área de interesse, de modo a incluir as margens dos tecidos moles.
Respiração: Suspensa durante a exposição.

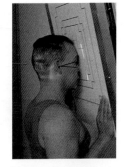

Figura 8.56 PA de Caldwell (se o suporte do RI puder ser inclinado).

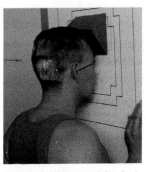

Figura 8.57 PA modificada de Caldwell (se o suporte do RI não puder ser inclinado).

	cm	kVp	mA	Tempo	mAs	DFR	Indicador de exposição
P							
M							
G							

Faixa de kVp: 75 a 85

Perfil e PA (método de Caldwell modificado): seios da face

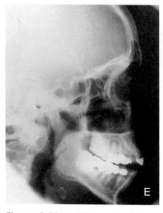

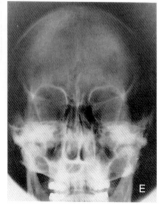

Figura 8.58 Perfil dos seios da face.

Figura 8.59 PA axial (método de Caldwell) – seios da face.

Critérios de avaliação

Anatomia demonstrada

- **Perfil:** Demonstração de todos os seios paranasais
- **PA de Caldwell:** Seios etmoidais frontal e anterior.

Posicionamento

- **Perfil: Ausência de rotação ou inclinação;** sobreposição da asa maior dos esfenoides, parte superior das órbitas e sela turca
- **PA de Caldwell:** Cristas da parte petrosa do osso temporal, no terço inferior das órbitas; **ausência de rotação**; equidistância entre as órbitas e o crânio lateral.

Exposição

- Densidade (brilho) e contraste ideais para visualização dos seios paranasais; nenhum artefato de movimento
- Margens ósseas nítidas com detalhes dos tecidos moles.

Parietoacantial: seios paranasais
Método de Waters

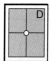

Requer um **posicionamento ereto com RC horizontal** para demonstração de níveis hidroaéreos.

- 18 × 24 cm ou 24 × 30 cm, vertical
- Grade
- O uso de CAE não é recomendado.

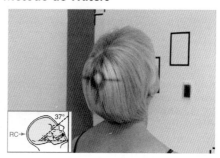

Figura 8.60 PA ereto de Waters, LMM ⊥ e RC horizontal.

Posicionamento

- Remova da cabeça e do pescoço do paciente todos os objetos de metal e plástico
- O paciente deve estar sentado ereto, com o queixo e o nariz contra a mesa radiológica/dispositivo de imagem vertical
- Ajuste a LMM perpendicular ao RI (a LOM deve estar a 37° do RI)
- Não é necessário rotação; plano médio sagital perpendicular ao RI
- Centralize o RI ao RC.

Posicionamento opcional com a boca aberta

- O paciente deve abrir bem a boca, possibilitando melhor visualização dos seios esfenoidais através dela.

Raio central: RC horizontal e ⊥ ao RI, saindo através do acântio.
DFR: 100 cm.
Colimação: Faça a colimação nos quatro lados da área de interesse, de modo a incluir as margens dos tecidos moles.
Respiração: Suspensa durante a exposição.

Faixa de kVp: 75 a 85

	cm	kVp	mA	Tempo	mAs	DFR	Indicador de exposição
P							
M							
G							

SMV: seios paranasais

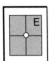

Requer um **posicionamento ereto, com RC horizontal** para demonstração de níveis hidroaéreos.

- 18 × 24 cm ou 24 × 30 cm, vertical
- Grade
- O uso de CAE não é recomendado.

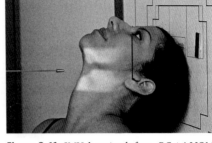

Figura 8.61 SMV dos seios da face – RC ⊥ à LIOM e ao RI.

Posicionamento

- Remova da cabeça e do pescoço do paciente todos os objetos de metal e plástico
- O paciente deve estar sentado ereto, recostado na cadeira
- Levante o queixo; se possível, hiperestenda o pescoço até que a LIOM esteja paralela à mesa radiológica/dispositivo de imagem vertical
- A cabeça fica apoiada no vértice do crânio
- Alinhe o plano médio sagital perpendicularmente à linha média da grade; certifique-se que não haja rotação nem inclinação
- Centralize o RI ao RC.

Raio central: RC horizontal e ⊥ à LIOM, centralizado a meia distância entre os ângulos da mandíbula, 4 a 5 cm abaixo da sínfise da mandíbula.
DFR: 100 cm.
Colimação: Faça a colimação nos quatro lados da área de interesse, de modo a incluir as margens dos tecidos moles.
Respiração: Suspensa durante a exposição.

Faixa de kVp:					75 a 85	
cm	kVp	mA	Tempo	mAs	DFR	Indicador de exposição
P						
M						
G						

Parietoacantial (método de Waters) e SMV: seios da face

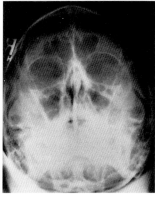 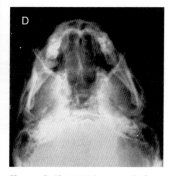

Figura 8.62 PA (Waters) dos seios da face.

Figura 8.63 SMV dos seios da face.

Critérios de avaliação

Anatomia demonstrada
- **Waters:** Visualização completa e não obstruída dos seios maxilares
- **SMV:** Visualização completa e não obstruída dos seios esfenoidal, maxilar e etmoidal.

Posicionamento
- **Waters:** Cristas da parte petrosa dos ossos temporais imediatamente inferiores ao assoalho dos seios maxilares; **ausência de rotação**; equidistância entre as órbitas e a lateral do crânio
- **SMV:** Côndilos mandibulares projetados anteriormente à parte petrosa dos ossos temporais; **ausência de rotação**; simetria das cristas da parte petrosa e equidistância entre a borda mandibular e a lateral do crânio.

Exposição
- Densidade (brilho) e contraste ideais para visualização dos seios paranasais; nenhum artefato de movimento
- Margens ósseas nítidas, com detalhes dos tecidos moles.

Capítulo 9

Abdome e Exames Contrastados Comuns

- Proteção radiológica e pontos de referência
  para o posicionamento 283
- Distribuição do bário e pontos de referência corporais................284
- Rotina de abdome agudo 285

Abdome (adulto)

- AP em decúbito
  dorsal (RUB) (R)..................286
- AP ereto (E).........................287
- AP em decúbito dorsal
  e AP ereto – análise.............288
- Decúbito lateral (AP) (E)....289
- Decúbito dorsal
  (lateral) (E)..........................290
- Decúbito lateral
  e dorsal – análise..................291

Abdome (pediátrico)

- AP em decúbito
  dorsal (RUB) (R)..................292
- AP ereto (E).........................293
- AP em decúbito dorsal
  e ereto – análise...................294

Esofagografia

- OAD 295
- Perfil 296
- OAD e perfil – análise.........297
- AP (PA)................................298

Trato GI superior (Estômago)

- OAD 299
- PA 300

PA e OAD

- PA e OAD – análise.............301
- Perfil direito........................302
- AP 303
- Perfil e AP – análise............304
- OPE 305
- OPE – análise.......................306

Intestino delgado

- AP (PA)................................307

Enema baritado

- PA (AP) 308
- PA (AP) – análise.................309
- OAD e OAE
  (OPD e OPE)........................310
- Oblíqua – análise.................311
- Perfil do reto
  (decúbito ventral) 312
- Decúbito lateral
  (duplo contraste) 313
- Axial AP (PA).......................314
- Decúbito lateral
  e axial AP (PA) –
  análise..................................315

Urografia intravenosa (UIV)

- AP (PA) (topograma
  ou imagem preliminar
  e série)..................................316

- OPD e OPE..............................317
- AP e OPD – análise.............318
- AP ereto (pós-micção)........319
- Oblíqua posterior e perfil opcional...................321
- AP e oblíqua posterior – análise.....................................322

Cistografia

- Axial AP................................320

(R) Rotina, (E) Especial

Proteção radiológica e pontos de referência para o posicionamento

Proteção radiológica

Todos os tecidos radiossensíveis fora da área anatômica de interesse devem ser protegidos.

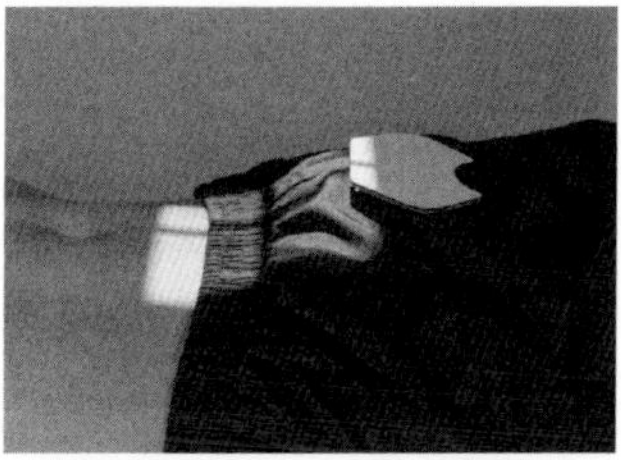

Proteção radiológica gonadal

Homens: Todos os homens em idade reprodutiva devem usar protetores gonadais, cuja extremidade superior deve ser colocada na sínfise púbica, a não ser que obscureça a anatomia essencial.

Figura 9.1 Proteção gonadal masculina (extremidade superior do protetor no nível da sínfise púbica).

Mulheres: Os protetores ovarianos podem ser usados em exames do abdome de todas as mulheres, mas apenas se não obscurecerem a anatomia essencial determinada pelo radiologista/médico (a proteção radiológica é muito importante em crianças).

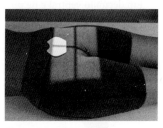

Figura 9.2 Proteção ovariana (a extremidade superior do protetor deve estar no nível ou um pouco acima da espinha ilíaca anterossuperior [EIAS] e a extremidade inferior deve ficar imediatamente acima da sínfise púbica).

Gestação

De modo geral, nenhum procedimento radiológico com exposição da região pélvica deve ser realizado durante a gestação sem instrução especial de um radiologista/médico.

Pontos topográficos de referência para o posicionamento

As bordas abdominais e os órgãos no interior do abdome não são visíveis a partir do exterior. Deve-se confiar na palpação de certos pontos ósseos para identificar a localização de órgãos específicos. Existem sete pontos de referência no abdome: processo xifoide (nível de T9-T10), margem costal inferior (costela) (nível de L2-L3), crista ilíaca (nível do espaço intervertebral de L4-L5), espinha ilíaca anterossuperior (EIAS), grande trocânter femoral, sínfise púbica e tuberosidade isquiática.

Observação: A palpação deve ser realizada com cuidado, porque o paciente pode ter áreas doloridas ou sensíveis no abdome e na pelve. Além disso, certifique-se de que o paciente seja informado sobre o propósito da palpação antes de iniciá-la.

Distribuição do bário e pontos de referência corporais

A distribuição de ar e bário no estômago e no intestino grosso muda conforme a posição corporal assumida. O conhecimento desses padrões de distribuição possibilita a determinação do posicionamento corporal durante a radiografia. O ar sempre ascende até as áreas mais altas, e o bário, pesado, deposita-se nas porções inferiores (o ar é preto e o bário é branco).

Estômago

A região fúndica tem localização mais posterior; assim, em decúbito dorsal, o fundo é a porção mais inferior do estômago e é preenchido por bário.

Em decúbito ventral e na posição ereta, o fundo é preenchido por ar, conforme observado nas ilustrações a seguir; na posição ereta, há a formação de um nível de ar-bário.

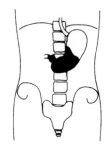

Figura 9.3 Decúbito dorsal (bário na região fúndica).

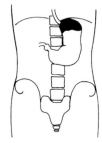

Figura 9.4 Decúbito ventral (bário no corpo do estômago e no piloro).

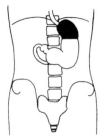

Figura 9.5 Ereto (nível de bário-ar).
Bário = em branco, ar = em preto.

Intestino grosso

As porções ascendente e descendente são mais posteriores e, assim, são preenchidas por bário (branco) em **decúbito dorsal** e por ar (preto) em **decúbito ventral**.

Observação: De modo geral, a maior separação do bário e do ar ocorre apenas nos estudos com duplo contraste, com bário e ar.

Os níveis hidroaéreos são vistos na **posição ereta**; o ar fica na porção mais superior de cada porção do intestino grosso, como mostram as ilustrações.

As incidências em decúbito direito e esquerdo (não mostradas nestas ilustrações) também mostram níveis hidroaéreos; o ar fica nas porções mais superiores.

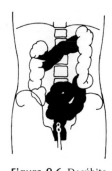

Figura 9.6 Decúbito dorsal.

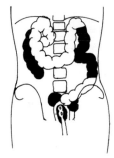

Figura 9.7 Decúbito ventral.

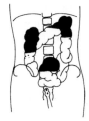

Figura 9.8 Ereto.

Rotina de abdome agudo

Exame com três incidências:

- AP do abdome em decúbito dorsal (rins, ureteres e bexiga [RUB])
- AP do abdome ereto
- PA de tórax.

Exame com duas incidências:

- AP do abdome em decúbito dorsal (RUB)
- Decúbito lateral esquerdo.

AP em decúbito dorsal (RUB): abdome (adulto)

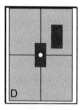

- 35 × 43 cm, vertical
- Grade.

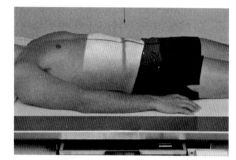

Figura 9.9 RUB do abdome.

Posicionamento

- O paciente deve estar em decúbito dorsal, membros inferiores estendidos, braços nas laterais do corpo
- Plano médio sagital alinhado e centralizado à linha média da mesa radiológica e/ou do RI
- Certifique-se da ausência de rotação (espinhas ilíacas anterossuperiores [EIAS] equidistantes à superfície da mesa)
- Centralize o RI ao nível das cristas ilíacas, com a margem inferior na sínfise púbica. (Em pacientes hiperestênicos pode ser necessário um RI horizontal, com um segundo RI com centralização mais superior.)

Raio central: RC ⊥, no centro do RI (nível das cristas ilíacas).
DFR: 100 cm.
Colimação: Faça a colimação nos quatro lados da área de interesse, de modo a incluir as margens dos tecidos moles.
Respiração: Exposição ao final da expiração.

Faixa de kVp: 70 a 85

	cm	kVp	mA	Tempo	mAs	DFR	Indicador de exposição
P							
M							
G							

AP ereto: abdome

- 35 × 43 cm, vertical
- Grade
- Marcador de posição ereta
- **Realize primeiro o exame de imagem do abdome** na posição ereta, se o paciente chegar deambulando ou em uma cadeira de rodas
- O paciente deve ficar em pé por no mínimo **5 min**; de modo ideal, deve estar em pé por **10 a 20 min** antes da exposição para possibilitar a visualização de pequenas quantidades de ar intraperitoneal
- **Marcador:** Inclua um marcador de posição ereta no RI.

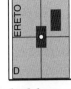
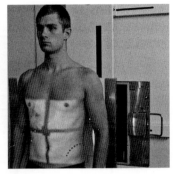

Figura 9.10 AP ereto (com inclusão do diafragma).

Posicionamento

- O paciente deve estar ereto, com as costas apoiadas na mesa ou no dispositivo de RI vertical, braços nas laterais do corpo
- Plano médio sagital alinhado e centralizado
- Certifique-se da ausência de rotação
- Centralize o RI cerca de 5 cm acima da crista ilíaca para inclusão do diafragma.

Raio central: RC horizontal, centralizado ao RI (5 cm acima da crista ilíaca).

DFR: 100 cm.

Colimação: Faça a colimação nos quatro lados da área de interesse, de modo a incluir as margens dos tecidos moles.

Respiração: Exposição ao final da expiração.

Faixa de kVp:						70 a 85
	cm	kVp	mA	Tempo	mAs	DFR	Indicador de exposição
P							
M							
G							

AP em decúbito dorsal e AP ereto: abdome

Critérios de avaliação

Anatomia demonstrada

- **AP em decúbito dorsal:** Contornos do fígado, baço, rins, músculos psoas, estômago e alças intestinais preenchidos por ar e a sínfise púbica para garantir que a região da bexiga urinária seja visualizada
- **AP ereto:** Estômago e alças intestinais preenchidos por ar e níveis hidroaéreos, quando presentes
- Hemidiafragma bilateral e o máximo possível do abdome inferior.

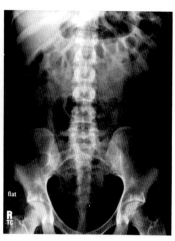

Figura 9.11 AP RUB.

Posicionamento

- **AP em decúbito dorsal e ereto:** Ausência de rotação; asas do ílio e margens externas das costelas inferiores simétricas.

Exposição

- Densidade (brilho) e contraste ideais possibilitam a visualização dos músculos psoas e dos processos transversos das vértebras lombares; nenhum artefato de movimento
- Observação de níveis hidroaéreos, se presentes
- As margens do fígado e dos rins são visíveis em pacientes de tamanho médio.

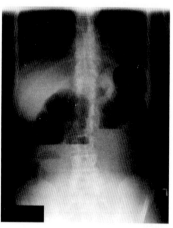

Figura 9.12 AP ereto.

Decúbito lateral (AP): abdome

- 35 × 43 cm, horizontal
- Grade
- Marcadores: Marcador de decúbito e marcador para indicar o lado "de cima". O paciente deve permanecer na posição por, **no mínimo, 5 min** antes da exposição; um período de **10 a 20 min é preferível**

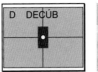 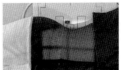

Figura 9.13 Decúbito lateral esquerdo (AP).

- A posição de decúbito lateral esquerdo possibilita melhor visualização do ar intraperitoneal livre na área do fígado, no abdome superior direito, longe da bolha gástrica.

Posicionamento

- O paciente deve estar em decúbito lateral em uma almofada radiolucente, firmemente contra a mesa ou dispositivo de grade vertical (com as rodas no carrinho travadas para não se afastar da mesa)
- O paciente deve estar em uma superfície firme, como uma prancha de decúbito ou suporte, posicionado sob o lençol, para evitar perder a firmeza e um corte nas estruturas anatômicas analisadas
- Os joelhos devem estar parcialmente flexionados, braços para cima perto da cabeça
- Ajuste o paciente e a maca de modo que o centro do RI e da mesa radiológica (e do RC) fique aproximadamente 5 cm acima da altura de crista ilíaca (para inclusão do diafragma)
- Ajuste a altura do RI para assegurar a inclusão da porção superior do abdome, a fim de detectar ar livre.

Raio central:
RC horizontal, centralizado ao RI, aproximadamente 5 cm acima do nível da crista ilíaca; feixe horizontal para evidenciar níveis hidroaéreos e possível ar livre intraperitoneal.

DFR: 100 cm.

Colimação: Faça a colimação nos quatro lados da área de interesse, de modo a incluir as margens dos tecidos moles.

Respiração: Exposição no final da expiração.

	cm	kVp	mA	Tempo	mAs	DFR	Indicador de exposição
Faixa de kVp:						70 a 85	
P							
M							
G							

Decúbito dorsal (lateral): abdome

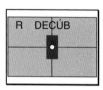

- 35 × 43 cm, horizontal
- Grade
- Incluir marcador de decúbito.

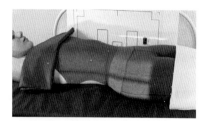

Figura 9.14 Decúbito dorsal (lateral direito).

Posicionamento

- O paciente deve estar em decúbito dorsal (em prancha de decúbito ou suporte para elevação da porção posterior do abdome), lado contra a mesa radiológica, braços acima da cabeça
- Trave as rodas da maca
- O centro do RI e da mesa (e do RC) deve encontrar-se no nível da crista ilíaca (5 cm acima da crista ilíaca para inclusão do diafragma)
- Ajuste a altura do RI de modo a alinhar o plano médio-coronal ao seu centro.

Raio central: RC horizontal, para centralizar o RI na crista ilíaca e 5 cm acima da crista ilíaca para incluir o diafragma.

DFR: 100 cm.

Colimação: Faça a colimação nos quatro lados da área de interesse, de modo a incluir as margens dos tecidos moles.

Respiração: Exposição ao final da expiração.

Faixa de kVp: 70 a 85

	cm	kVp	mA	Tempo	mAs	DFR	Indicador de exposição
P							
M							
G							

Decúbito lateral e dorsal: abdome

Critérios de avaliação

Anatomia demonstrada
- **Decúbito lateral:** Visualização do abdome, com inclusão do estômago e intestino preenchidos por ar e da porção superior do diafragma
- **Decúbito dorsal:** Visualização do abdome, com inclusão dos hemidiafragmas.

Posicionamento
- **Decúbito lateral:** Ausência de rotação; simetria das asas do ílio e coluna reta
- **Decúbito dorsal:** Ausência de rotação; simetria das asas do ílio e do diafragma. Os espaços articulares intervertebrais e os corpos vertebrais devem ser visíveis.

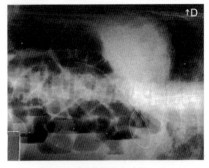

Figura 9.15 Decúbito lateral.

Exposição
- Densidade (brilho) e contraste ideais para visualização das estruturas de tecidos moles e da parte lombar da coluna
- Demonstração das estruturas de tecidos moles e ar intraperitoneal em pacientes de tamanho médio; ausência de movimento.

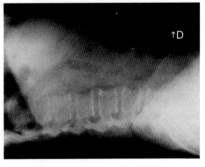

Figura 9.16 Decúbito dorsal.

AP em decúbito dorsal (RUB): abdome (pediátrico)

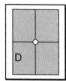

- RI determinado pelo tamanho do paciente, vertical
- Grade > 10 cm, RI < 10 cm
- Menor tempo de exposição possível.

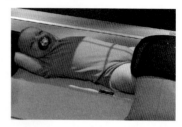

Figura 9.17 AP do abdome pediátrico (RUB).

Posicionamento (lactente)

- O paciente deve estar em decúbito dorsal; aplique as imobilizações necessárias
- Centralize o RI ao RC
- Proteja os tecidos radiossensíveis fora da região de interesse.

Assistência dos pais no caso de lactentes: Use apenas se necessário. Forneça avental e luvas de chumbo. Peça aos pais que segurem os braços da criança acima da cabeça com uma das mãos e com a outra segurem as pernas, evitando a rotação.

Raio central:
- *Neonatos a 1 ano*: RC 2,5 cm acima do umbigo
- *Crianças mais velhas*: RC no nível da crista ilíaca.

DFR mínima: 100 cm.

Colimação: Faça a colimação nos quatro lados da área de interesse, de modo a incluir as margens dos tecidos moles.

Respiração: Exponha durante a expiração ou no momento de menor movimentação do abdome. Se a criança estiver chorando, faça as exposições durante a expiração total.

Faixa de kVp:				60 a 75		
	cm	kVp	mA	Tempo	mAs	DFR	Indicador de exposição
P							
M							
G							

AP ereto: abdome (pediátrico)

- RI determinado pelo tamanho do paciente, vertical
- Grade > 10 cm, RI < 10 cm
- Menor tempo de exposição possível.

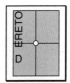

Posicionamento

- O paciente deve estar ereto ou sentado, com as pernas passadas pelas aberturas (quando usando um Pigg-O-Stat™)
- Os braços devem estar acima da cabeça, com grampos plásticos firmemente fechados (quando usando um Pigg-O-Stat™)
- Coloque a proteção de chumbo no nível da sínfise púbica; centralize o RI ao RC.

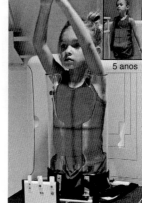

Figura 9.18 Uso do imobilizador pediátrico [Pigg-O-Stat™].

Assistência dos pais: Use apenas se necessário. Peça aos pais que segurem os braços da criança acima da cabeça com uma das mãos e com a outra segurem as pernas para evitar a rotação da pelve ou do tórax (forneça um avental de chumbo e luvas).

Raio central:

- *Neonatos a 1 ano*: RC 2,5 cm acima do umbigo
- *Crianças mais velhas*: RC em torno de 2,5 a 5 cm (dependendo da altura da criança) acima da crista ilíaca.

DFR mínima: 100 cm.

Colimação: Faça a colimação nos quatro lados da área de interesse, de modo a incluir as margens dos tecidos moles.

Respiração: Expor durante a expiração ou no momento de menor movimentação.

	cm	kVp	mA	Tempo	mAs	DFR	Indicador de exposição
P							
M							
G							

Faixa de kVp: 60 a 75

AP em decúbito dorsal e ereto: abdome (pediátrico)

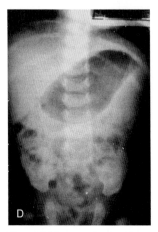 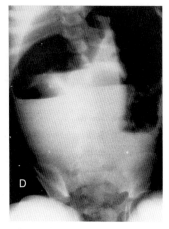

Figura 9.19 AP em decúbito dorsal do abdome.

Figura 9.20 AP ereto do abdome.

Critérios de avaliação

Anatomia demonstrada

- **AP em decúbito dorsal e ereto:** Evidencia-se todo o conteúdo do abdome, incluindo padrões de gases, níveis hidroaéreos e tecidos moles que não forem obscurecidos pelo excesso de líquido em um abdome distendido.

Posicionamento

- **AP em decúbito dorsal e ereto:** Inclusão do diafragma à sínfise púbica, se possível; ausência de rotação.

Exposição

- Densidade (brilho) e contraste ideais para visualização das estruturas de tecidos moles e das estruturas esqueléticas; nenhum artefato de movimento.

OAD: esofagografia

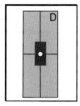

- 35 × 43 cm, vertical
- Grade.

Posicionamento

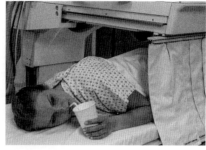

Figura 9.21 OAD do esôfago em ângulo de 35° a 40° (deglutição de bário).

- O paciente deve estar preferencialmente em decúbito, ou ereto
- Gire o corpo em um ângulo de 35° a 40°, a partir do decúbito ventral, para o lado direito, com o braço direito para baixo e o braço esquerdo para cima; segure o copo com a mão esquerda, com o canudo na boca
- Centralize e alinhe o tórax na linha média do RI ou mesa radiológica
- A borda superior do RI deve estar cerca de 5 cm acima da altura do ombro.

Raio central: RC ⊥ ao centro do RI, no nível de T6 (em torno de 5 a 8 cm abaixo da incisura jugular).

DFR: 100 cm.

Colimação: Faça a colimação nos quatro lados da área de interesse (de 12 a 15 cm de largura), de modo a incluir as margens dos tecidos moles.

Respiração: Se o bário for ralo, faça a exposição durante a deglutição (depois de três ou quatro deglutições). Se o bário for espesso, faça a exposição imediatamente após a deglutição. De modo geral, o paciente não respira logo após a deglutição.

	cm	kVp	mA	Tempo	mAs	DFR	Indicador de exposição
P							
M							
G							

Faixa de kVp: 110 a 125

Perfil: esofagografia

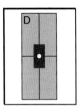

- 35 × 43 cm, vertical
- Grade.

Posicionamento

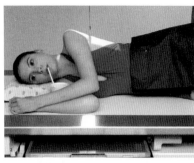

Figura 9.22 Esofagografia em decúbito lateral direito (deglutição de bário).

- O paciente deve estar preferencialmente em decúbito, ou ereto
- Posicione o paciente em decúbito lateral direito, com o braço e o ombro direito para cima e para frente (segurando o copo com bário)
- Centralize e alinhe o plano médio-coronal à linha média do RI ou da mesa radiológica
- A borda superior do RI deve estar cerca de 5 cm acima da altura do ombro.

Raio central: RC ⊥ ao centro do RI, no nível de T6 (em torno de 5 a 8 cm abaixo da incisura jugular).

DFR: 100 cm, ou 180 cm se o exame for realizado em posição ereta.

Colimação: Faça a colimação dos dois lados das bordas laterais de uma área de 12 a 15 cm de largura.

Respiração: Se o bário for ralo, faça a exposição durante a deglutição (depois de três ou quatro deglutições). Se o bário for espesso, faça a exposição imediatamente após a deglutição. De modo geral, o paciente não respira logo após a deglutição.

Respiração: Suspensa durante a exposição.

Faixa de kVp:						110 a 125
	cm	kVp	mA	Tempo	mAs	DFR	Indicador de exposição
P							
M							
G							

OAD e perfil: esofagografia

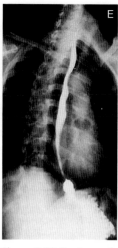

Figura 9.23 Esofagografia em OAD.

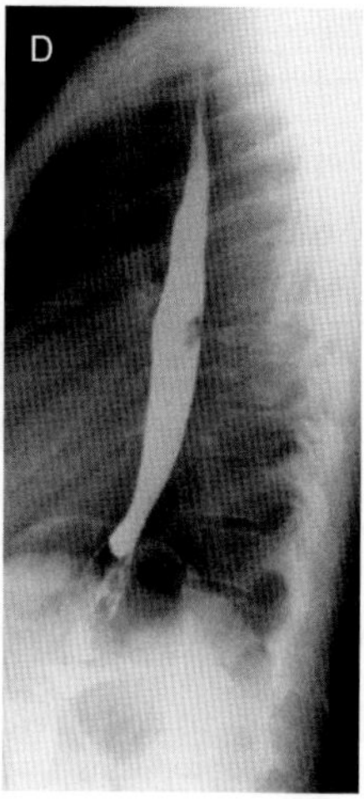

Figura 9.24 Esofagografia em decúbito lateral direito.

Critérios de avaliação

Anatomia demonstrada

- **OAD:** Esôfago visível entre a coluna vertebral e o coração
- **Perfil:** Todo o esôfago visível entre a coluna torácica e o coração.

Posicionamento

- **OAD:** Todo o esôfago encontra-se preenchido por contraste e não se superpõe à coluna vertebral
- **Perfil:** Ausência de rotação; sobreposição das costelas posteriores, todo o esôfago preenchido por contraste.

Exposição

- Densidade (brilho) e contraste ideais para visualização dos limites do esôfago preenchido por contraste; nenhum artefato de movimento
- Estruturas com margens nítidas.

AP (PA): esofagografia

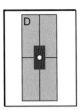

- 35 × 43 cm, vertical
- Grade.

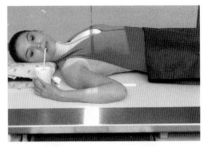

Figura 9.25 Esofagografia em AP (deglutição de bário).

Posicionamento

- O paciente deve estar ereto ou em decúbito dorsal; prefere-se o decúbito dorsal (pode ser realizado na incidência PA se em posição ereta)
- Coloque os braços do paciente perto da cabeça, com os cotovelos flexionados e sobrepostos
- Alinhe o **plano coronal médio com a linha média** do RI ou mesa radiológica
- Coloque os ombros e quadris em uma posição de perfil absoluto
- O topo do RI deve estar 5 cm acima do topo do ombro
- Coloque o braço esquerdo para o lado, segurando o copo com bário com a mão direita, canudo na boca.

Raio central: RC ⊥ ao centro do RI, no nível de T6 (de 5 a 8 cm abaixo da incisura jugular).

DFR: 100 cm ou 180 cm, se o exame for realizado em posição ereta.

Colimação: Faça a colimação nos dois lados das bordas laterais de uma área de 12 a 15 cm de largura.

Respiração: Se o bário for ralo, faça a exposição durante a deglutição (depois de três ou quatro deglutições). Se o bário for espesso, faça a exposição imediatamente após a deglutição.

Respiração: Suspensa durante a exposição.

	cm	kVp	mA	Tempo	mAs	DFR	Indicador de exposição
P							
M							
G							

Faixa de kVp: 110 a 125

OAD: trato GI superior (estômago)

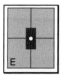

- 24 × 30 cm, vertical
- Grade.

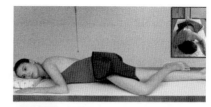

Figura 9.26 OAD em ângulo de 40° a 70°, GI superior (estômago).

Posicionamento

- O paciente deve estar semipronação; rode 40° a 70° a partir do decúbito ventral com o lado anterior direito do corpo contra o RI ou mesa radiológica (frequentemente é necessária rotação adicional em caso de pacientes hiperestênicos, e menos rotação em pacientes astênicos)
- Coloque o braço direito para baixo e o **cotovelo** esquerdo **flexionado** para cima na altura da cabeça do paciente; flexione parcialmente o quadril e joelho esquerdo
- Alinhe e centralize o paciente ao RC.

Raio central: RC ⊥ ao RI.

- **Paciente estênico:** Centralize no bulbo duodenal, no nível de L1 (em torno de 2,5 a 5 cm acima das costelas inferiores e a meia distância entre a coluna e o limite superior esquerdo do abdome, com inclinação em um ângulo de 45° a 55° oblíquo a partir do decúbito ventral)
- **Paciente hiperestênico:** Centralize 5 cm acima do nível de L1 e mais próximo à linha média, com inclinação em um ângulo de cerca de 70°
- **Paciente astênico:** Centralize cerca de 5 cm abaixo da altura de L1, com inclinação em ângulo de aproximadamente 40°.

DFR: 100 cm.

Colimação: Faça a colimação nos quatro lados da área de interesse, de modo a incluir as margens dos tecidos moles.

Respiração: Exposição ao final da expiração.

Faixa de kVp:						110 a 125
					90 a 100 kVp (duplo contraste)	
					80 a 90 kVp (contraste hidrossolúvel)	

	cm	kVp	mA	Tempo	mAs	DFR	Indicador de exposição
P							
M							
G							

PA: trato GI superior (estômago)

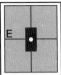

- 35 × 43 cm ou 24 × 30 cm, vertical
- Grade.

Posicionamento

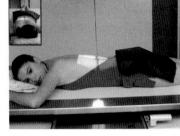

Figura 9.27 PA do trato GI superior (estômago).

- Paciente em decúbito ventral, braços para cima ao lado da cabeça
- Alinhe e centralize o paciente ao RI e RC.

Raio central: RC ⊥, centralizado da seguinte maneira:

- **Paciente estênico:** Centralize no bulbo duodenal no nível de L1 (em torno de 2,5 a 5 cm acima das costelas inferiores e cerca de 2,5 cm à esquerda da coluna vertebral
- **Paciente hiperestênico:** Centralize 5 cm acima do nível de L1 e mais próximo à linha média
- **Paciente astênico:** Centralize cerca de 5 cm abaixo da altura de L1 e mais próximo à linha média.

DFR: 100 cm.

Colimação: Faça a colimação nos quatro lados da área de interesse, de modo a incluir as margens dos tecidos moles.

Respiração: Exposição ao final da expiração.

	cm	kVp	mA	Tempo	mAs	DFR	Indicador de exposição
P							
M							
G							

Faixa de kVp: 110 a 125
90 a 100 kVp (duplo contraste)
80 a 90 kVp (contraste hidrossolúvel)

PA e OAD: trato GI superior (estômago)

Critérios de avaliação

Anatomia demonstrada
- **PA:** Todo o estômago e o duodeno
- **OAD:** Todo o estômago e o arco em C do duodeno.

Posicionamento
- **PA:** Corpo e piloro centralizados e preenchidos por bário
- **OAD:** Piloro e bulbo duodenal em perfil e preenchidos por bário.

Exposição
- Densidade (brilho) e contraste ideais para visualização das pregas gástricas sem superexposição de outras estruturas; nenhum artefato de movimento
- Estruturas com margens nítidas.

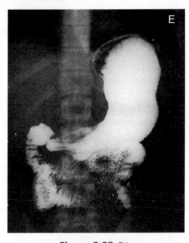

Figura 9.28 PA.

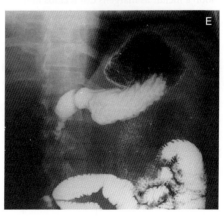

Figura 9.29 OAD.

Perfil direito: trato GI superior (estômago)

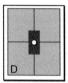

- 24 × 30 cm, vertical
- Grade.

Posicionamento

- Paciente em decúbito lateral direito, com os braços para cima e os quadris e joelhos parcialmente flexionados
- Alinhe e centralize o paciente e o RI ao RC.

Raio central: RC ⊥ ao RI.

- **Paciente estênico:** Centralize no bulbo duodenal no nível de L1, e 2,5 a 4 cm anteriormente ao plano médio-coronal (quase a meia distância entre a borda anterior das vértebras e a parede abdominal anterior)
- **Paciente hiperestênico:** Centralize 5 cm acima de L1
- **Paciente astênico:** Centralize cerca de 5 cm abaixo de L1.

DFR: 100 cm.

Colimação: Faça a colimação nos quatro lados da área de interesse, de modo a incluir as margens dos tecidos moles.

Respiração: Exposição ao final da expiração.

Figura 9.30 Perfil direito do trato GI superior (estômago).

Faixa de kVp: 110 a 125
90 a 100 kVp (duplo contraste)
80 a 90 kVp (contraste hidrossolúvel)

	cm	kVp	mA	Tempo	mAs	DFR	Indicador de exposição
P							
M							
G							

AP: trato GI superior (estômago)

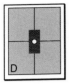

- 35 × 43 cm, vertical
- Grade.

Posicionamento

- Paciente em decúbito dorsal, braços na lateral do corpo
- Alinhe e centralize o paciente e o RI ao RC.

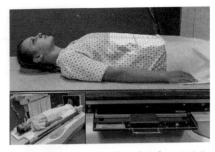

Figura 9.31 AP em decúbito dorsal em posição de Trendelenburg, trato GI superior (estômago) (a posição de Trendelenburg melhora a visualização da hérnia de hiato).

Raio central: RC ⊥ ao RI, centralizado de 2,5 a 5 cm à esquerda do plano médio sagital.

- **Paciente estênico:** Centralize no nível de L1 (a meia distância entre o processo xifoide e a altura das costelas laterais inferiores), a meia distância entre a linha média e a margem lateral esquerda do abdome
- **Paciente hiperestênico:** Centralize cerca de 5 cm acima do nível de L1
- **Paciente astênico:** Centralize cerca de 5 cm abaixo do nível de L1 e mais próximo à linha média.

DFR: 100 cm.

Colimação: Faça a colimação nos quatro lados da área de interesse, de modo a incluir as margens dos tecidos moles.

Respiração: Exposição ao final da expiração.

Faixa de kVp:						110 a 125
				90 a 100 kVp (duplo contraste)		
				80 a 90 kVp (contraste hidrossolúvel)		

	cm	kVp	mA	Tempo	mAs	DFR	Indicador de exposição
P							
M							
G							

Perfil e AP: trato GI superior

Critérios de avaliação

Anatomia demonstrada
- **Perfil direito:** Demonstração de todo o estômago, do duodeno e do espaço retrogástrico
- **AP:** Todo o estômago e o arco em C do duodeno; inclusão do diafragma para descartar a presença de hérnia de hiato.

Posicionamento
- **Perfil direito:** Demonstração do piloro e do arco em C do duodeno. A **ausência de rotação** é evidenciada pelo alinhamento dos corpos vertebrais
- **AP:** Fundo centralizado e preenchido por bário.

Exposição
- Densidade (brilho) e contraste ideais para visualização das pregas gástricas sem superexposição de outras estruturas; nenhum artefato de movimento
- Estruturas com margens nítidas.

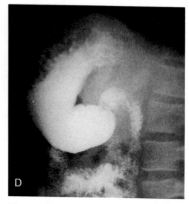

Figura 9.32 Perfil direito do trato GI superior.

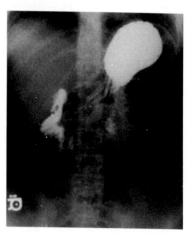

Figura 9.33 AP do trato GI superior.

OPE: trato GI superior (estômago)

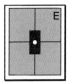

- 24 × 30 cm, vertical
- Grade.

Posicionamento

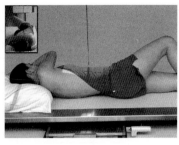

Figura 9.34 OPE em angulação de 30° a 60°, trato GI superior (estômago).

- O paciente deve estar deitado com o corpo rodado até uma posição OPE (0° a 60° oblíqua),* com o lado esquerdo para baixo; flexione parcialmente o joelho direito
- O paciente estende o braço esquerdo afastando-o do corpo e levanta o braço direito cruzando a parte superior do tórax, segurando na extremidade da mesa para apoio
- Centralize o paciente e o RI ao RC.

Raio central: RC ⊥ ao RI, centralizado na metade esquerda do abdome.

Paciente estênico: Centralize em L1 (a meia distância entre o processo xifoide e o nível das costelas laterais inferiores) e a meia distância entre linha média do corpo e margem lateral esquerda do abdome, em inclinação oblíqua de 45°

Paciente hiperestênico: Centralize cerca de 5 cm acima de L1, em inclinação oblíqua de 60°

Paciente astênico: Centralize cerca de 5 cm abaixo de L1 e próximo à linha média, em inclinação oblíqua de 30°.

DFR: 100 cm.

Colimação: Faça a colimação nos quatro lados da área de interesse, de modo a incluir as margens dos tecidos moles.

Respiração: Exposição ao final da expiração.

---

*Até 60° em pacientes hiperestênicos e 30° em pacientes astênicos.

OPE: trato GI superior (estômago)

Faixa de kVp: 110 a 125
90 a 100 kVp (duplo contraste)
80 a 90 kVp (contraste hidrossolúvel)

	cm	kVp	mA	Tempo	mAs	DFR	Indicador de exposição
P							
M							
G							

Critérios de avaliação

Anatomia demonstrada
- Todo o estômago e o duodeno; visualização completa do bulbo duodenal, sem sobreposições.

Posicionamento
- Fundo preenchido por bário; o bulbo duodenal preenchido por gás é observado no estudo com duplo contraste
- Bulbo duodenal em perfil.

Exposição
- Densidade (brilho) e contraste ideais para visualização das pregas gástricas sem superexposição de outras estruturas; nenhum artefato de movimento
- Estruturas e órgãos gástricos com margens nítidas.

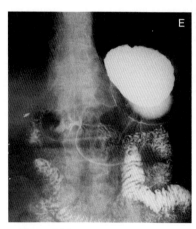

Figura 9.35 OPE do trato GI superior.

AP (PA): intestino delgado

A rotina comum inclui imagens em intervalos de 15 ou 30 min, até que o bário chegue à válvula ileocecal.

- 35 × 43 cm, vertical
- Grade
- Indicadores de tempo visíveis na(s) imagem(ns).

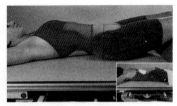

Figura 9.36 AP (PA) do intestino delgado (15 ou 30 min).

Posicionamento

- Preferencialmente em decúbito ventral (pode ser AP em decúbito dorsal, se necessário)
- Plano médio sagital alinhado à linha média da mesa radiológica; ausência de rotação
- Coloque os braços ao lado da cabeça com as pernas estendidas e apoio sob os tornozelos
- Centralize o paciente e o RI à crista ilíaca (nos primeiros RI, a centralização deve ser mais alta).

Raio central: RC ⊥ ao RI, no centro do RI, cerca de 5 cm acima da altura da crista ilíaca nos primeiros RI (15 ou 30 min) e na crista ilíaca nas imagens tardias.

DFR: 100 cm.

Colimação: Faça a colimação nos quatro lados da área de interesse, de modo a incluir as margens dos tecidos moles.

Respiração: Exposição ao final da expiração máxima.

Observação: A série de imagens e os fatores técnicos são similares nos procedimentos de enteróclise e intubação.

Faixa de kVp:					110 a 125	
cm	kVp	mA	Tempo	mAs	DFR	Indicador de exposição
P						
M						
G						

PA (AP): enema baritado

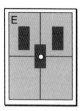

- 35 × 43 cm, vertical
- Grade.

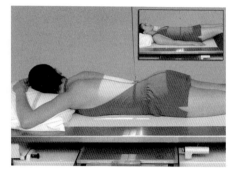

Figura 9.37 PA no enema baritado.

Posicionamento

- Paciente em decúbito ventral (PA) ou decúbito dorsal (AP)
- O paciente deve estar alinhado e centralizado na linha média da mesa; ausência de rotação
- Centralize o RI à altura da crista ilíaca (ver **Observação**).

Raio central: RC ⊥ ao RI, no centro do RI, à altura de crista ilíaca.

Observação: Em pacientes hiperestênicos ou de grande porte, pode ser necessário o uso de dois RI; coloque-os horizontalmente para inclusão de todo o intestino grosso (um RI centralizado no abdome inferior e o outro no abdome superior).

DFR: 100 cm.

Colimação: Faça a colimação nos quatro lados da área de interesse, de modo a incluir as margens dos tecidos moles.

Respiração: Exposição ao final da expiração.

Faixa de kVp: 110 a 125
90 a 100 kVp (duplo contraste)
80 a 90 kVp (contraste hidrossolúvel)

	cm	kVp	mA	Tempo	mAs	DFR	Indicador de exposição
P							
M							
G							

PA (AP): enema baritado

Critérios de avaliação

Anatomia demonstrada

- O cólon transverso deve ser preenchido principalmente com bário na incidência PA e preenchido com ar no exame em AP com duplo contraste
- Demonstração de todo o intestino grosso, incluindo a flexura cólica esquerda e o reto.

Posicionamento

- Cólon transverso preenchido principalmente com bário (PA) e preenchido com gás na incidência AP
- **Ausência de rotação**, evidenciada pela simetria da asa do ílio e das vértebras lombares.

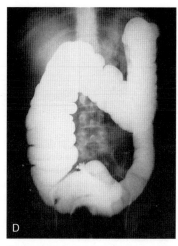

Figura 9.38 Enema baritado em PA, com contraste único.

Exposição

- Densidade (brilho) e contraste ideais para visualização da mucosa sem superexposição de outras estruturas; nenhum artefato de movimento
- Estruturas com margens nítidas.

OAD e OAE (OPD e OPE): enema baritado

Comumente realizam-se as incidências oblíquas direita e esquerda.

- 35 × 43 cm, vertical
- Grade.

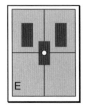

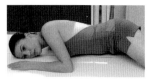

Figura 9.39 Enema baritado em OAD em angulação de 35° a 45°.

Posicionamento

- O paciente deve estar em decúbito na posição semipronada (PA) ou decúbito na posição semissupina (AP), rodado em 35° a 45°; pode-se usar uma espuma de posicionamento para ajudar a alinhar a parte superior do corpo na posição correta
- Alinhe e centralize o abdome na linha média da mesa radiológica
- RI centralizado na altura de crista ilíaca (com inclusão da área do reto).

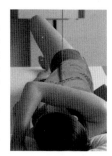

Raio central: RC ⊥ ao centro do RI (cerca de 2,5 cm acima da crista ilíaca) e em torno de 2,5 cm à esquerda do plano médio sagital.

Figura 9.40 OPE em angulação de 35° a 45°.

Observação: Em muitos pacientes, há necessidade de um segundo RI, centralizado cerca de 5 cm para cima, para inclusão da flexura cólica esquerda – mais importante na posição OAE ou OPD (determine a rotina departamental).

DFR: 100 cm.

Colimação: Faça a colimação nos quatro lados da área de interesse, de modo a incluir as margens dos tecidos moles.

Respiração: Exposição na expiração.

Faixa de kVp: 110 a 125 kVp (contraste único)
90 a 100 kVp (duplo contraste)
80 a 90 kVp (contraste hidrossolúvel)

	cm	kVp	mA	Tempo	mAs	DFR	Indicador de exposição
P							
M							
G							

OAD e OAE (OPD e OPE): enema baritado

Critérios de avaliação

Anatomia demonstrada
- **OPE/OAD:** Flexura cólica direita e cólons ascendente e sigmoide
- **OPD/OAE:** Flexura cólica esquerda e cólon descendente.

Posicionamento
- Coluna vertebral paralela à borda da imagem
- **OPE/OAD:** Flexura cólica direita e cólon ascendente em perfil
- **OPD/OAE:** Flexura cólica esquerda em perfil e cólon descendente em perfil.

Exposição
- Técnica (brilho) adequada para visualização da mucosa, sem exposição excessiva das demais estruturas; nenhum artefato de movimento
- Estruturas com margens nítidas.

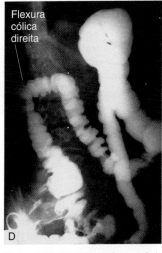

Figura 9.41 OAD (centralização alta).

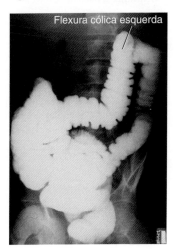

Figura 9.42 OPD.

Perfil do reto (decúbito ventral): enema baritado

Geralmente utiliza-se a incidência **alternativa em decúbito ventral** em exames com duplo contraste.

- 24 × 30 cm, vertical
- Grade
- Recomenda-se o uso de filtro de compensação no perfil em decúbito ventral.

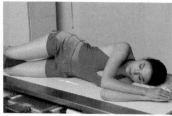

Figura 9.43 Perfil esquerdo do reto.

Posicionamento

- O paciente deve estar deitado em perfil absoluto
- Centralize o plano axilar médio central à linha média da mesa, com joelhos e quadris parcialmente flexionados
- Centralize o paciente e o RI ao RC.

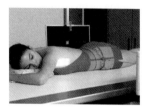

Figura 9.44 Perfil do reto em decúbito ventral (incidência alternativa no exame com duplo contraste).

Raio central: RC ⊥ ao RI, no nível das EIAS, centralizado no plano médio-coronal (a meia distância entre as EIAS e a porção posterior do sacro). Para o decúbito ventral, o RC deve ser horizontal.

DFR: 100 cm.

Colimação: Faça a colimação nos quatro lados da área de interesse, de modo a incluir as margens dos tecidos moles.

Respiração: Exposição na expiração.

Faixa de kVp: 110 a 125 kVp (contraste único)
90 a 100 kVp (duplo contraste)
80 a 90 kVp (contraste hidrossolúvel)

	cm	kVp	mA	Tempo	mAs	DFR	Indicador de exposição
P							
M							
G							

Decúbito lateral (duplo contraste): enema baritado

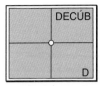

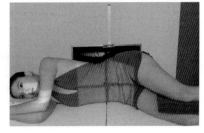

As radiografias em decúbito lateral direito e esquerdo são comumente realizadas como parte da série com duplo contraste.

Figura 9.45 Decúbito lateral direito (AP).

- 35 × 43 cm, vertical ao paciente
- Grade
- Filtro de compensação colocado na porção superior do abdome.

Posicionamento

- Paciente de lado, com os braços para cima, os joelhos parcialmente flexionados e as costas contra o cassete da grade ou da mesa radiológica
- Plano médio sagital alinhado e centralizado ao RI (e ao RC); ausência de rotação (trave as rodas da maca)
- RI centralizado no nível da crista ilíaca.

Raio central: RC horizontal ao centro do RI (no nível da crista ilíaca, no plano médio sagital).
DFR: 100 cm.
Colimação: Faça a colimação nos quatro lados da área de interesse, de modo a incluir as margens dos tecidos moles.
Respiração: Exposição ao final da expiração.

Faixa de kVp:						90 a 100 (duplo contraste)
	cm	kVp	mA	Tempo	mAs	DFR	Indicador de exposição
P							
M							
G							

Axial AP (PA): enema baritado

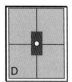 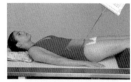 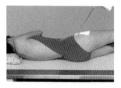

Figura 9.46 axial AP – RC em angulação cefálica de 30° a 45°.

Figura 9.47 Axial OPE a 35° – RC em angulação cefálica de 30° a 40°.

- 30 × 35 cm, vertical
- Grade.

Posicionamento

Decúbito dorsal (AP) ou decúbito ventral (PA): Paciente alinhado e centralizado na linha média.

Oblíqua alternativa: OPE ou OAD: Paciente inclinado em 30° a 40°.

Raio central: RC em angulação cefálica de 30° a 40° para a incidência AP; em angulação caudal de 30° a 40° para PA.

Axial AP: RC 5 cm abaixo das EIAS.
Axial PA: Entrada do RC no nível das EIAS.
Axial OPE: RC 5 cm inferior e 5 cm medial à EIAS direita.

DFR: 100 cm.

Colimação: Faça a colimação nos quatro lados da área de interesse, de modo a incluir as margens dos tecidos moles.

Respiração: Exposição ao final da expiração.

Faixa de kVp:				110 a 125 kVp (contraste único)		
				90 a 100 kVp (duplo contraste)		
				80 a 90 kVp (contraste hidrossolúvel)		

	cm	kVp	mA	Tempo	mAs	DFR	Indicador de exposição
P							
M							
G							

Decúbito lateral e axial AP (PA): enema baritado

Critérios de avaliação

Anatomia demonstrada

- **Decúbito lateral:** Demonstração de todo o intestino grosso
- **Axial AP/PA:** Visualização alongada do retossigmoide.

Posicionamento

- **Decúbito lateral:** A ausência de rotação é evidenciada pela simetria da pelve e das costelas
- **Axial AP/PA:** Menor sobreposição entre o reto e o cólon sigmoide.

Exposição

- Técnica (brilho) adequada para visualização da mucosa, sem exposição excessiva das demais estruturas; nenhum artefato de movimento
- Estruturas com margens nítidas.

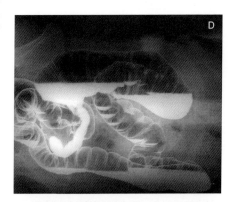

Figura 9.48 Decúbito lateral esquerdo.

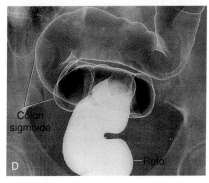

Figura 9.49 Axial AP.

Topograma e série AP (PA): urografia intravenosa (UIV)

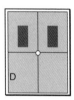

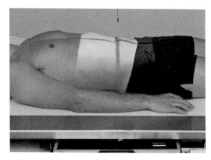

Figura 9.50 AP da UIV.

- 35 × 43 cm, vertical; 30 × 35 cm horizontal para nefrotomografia
- Grade
- Inclusão de marcadores de minutos, se aplicável
- Observe que as primeiras imagens podem incluir a nefrotomografia
- Proteja as gônadas masculinas.

Posicionamento

- O paciente deve estar em decúbito dorsal, com o plano médio sagital alinhado e centralizado à linha média da mesa radiológica; coloque um apoio sob os joelhos; ausência de rotação
- Inclua a sínfise púbica na parte inferior do RI, sem cortar o topo dos rins.

Raio central

- RC ⊥ ao centro do RI, no nível da crista ilíaca ou de 2,5 a 5 cm acima das cristas em pacientes com torso longo, com um segundo RI horizontal, menor, na área da bexiga, de modo a incluir a sínfise púbica na extremidade inferior do RI
- *Nefrograma*: Centralize o RC a meia distância entre o processo xifoide e a crista ilíaca.

DFR: 100 cm.

Colimação: Faça a colimação nos quatro lados da área de interesse, de modo a incluir as margens dos tecidos moles.

Respiração: Exposição ao final da expiração.

Faixa de kVp:						80 a 85
	cm	kVp	mA	Tempo	mAs	DFR	Indicador de exposição
P							
M							
G							

OPD e OPE: UIV

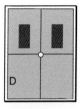

As incidências oblíquas posteriores direita e esquerda devem ser parte da rotina.

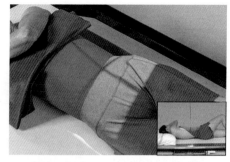

Figura 9.51 30° – OPD. (*Detalhe*: OPE.)

- 35 × 43 cm, vertical
- Grade
- Inclusão de marcador de minutos
- Proteja as gônadas masculinas.

Posicionamento

- O paciente deve estar em decúbito dorsal, com inclinação de 30° para a direita (ou esquerda), com o joelho e o cotovelo flexionados e elevados, como mostrado, para apoio (coloque uma cunha sob as costas, se necessário)
- Alinhe e centralize o abdome
- Centralize o RI à altura da crista ilíaca.

Raio central: RC ⊥ ao centro do RI, no nível da crista ilíaca.
DFR: 100 cm.
Colimação: Faça a colimação nos quatro lados da área de interesse, de modo a incluir as margens dos tecidos moles.
Respiração: Exposição ao final da expiração máxima.

Faixa de kVp: 80 a 85

	cm	kVp	mA	Tempo	mAs	DFR	Indicador de exposição
P							
M							
G							

AP e OPD: UIV

Critérios de avaliação

Anatomia demonstrada
- **AP e oblíqua:** Visualização de todo o sistema urinário, das sombras renais à sínfise púbica.

Posicionamento
- **AP:** A ausência de rotação é evidenciada pela simetria das asas do ílio; inclusão da sínfise púbica e das extremidades superiores dos rins
- **Oblíqua:** Rim no lado elevado em perfil; porção inferior do ureter distante da coluna vertebral.

Exposição
- Técnica (brilho) e contraste adequados para a visualização dos rins e ureteres, sem exposição excessiva das demais estruturas; nenhum artefato de movimento
- Visualização dos marcadores de lado e de minutos.

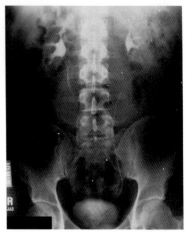

Figura 9.52 AP – 10 min (pós-injeção do contraste).

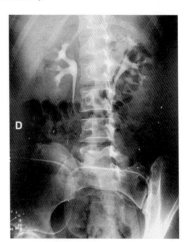

Figura 9.53 30° – OPD. (De Frank ED, Long BW, Smith BJ: Merrill's atlas of radiographic positioning and procedures, ed 12, St. Louis, 2012, Elsevier.)

AP ereto (pós-micção): UIV

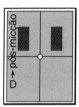

- 35 × 43 cm, vertical
- Grade
- Marcadores de posição ereta e pós-micção.

Posicionamento

- O paciente deve estar ereto, com o plano médio sagital alinhado e centralizado à linha média da mesa radiológica; ausência de rotação
- Centralize o RI à crista ilíaca – assegure-se da visualização da área da bexiga, com inclusão da sínfise púbica
- Certifique-se que a sínfise púbica está incluída na parte inferior do RI.

Figura 9.54 AP ereto pós-micção.

Raio central: RC ⊥ ao centro do RI (no nível das cristas ilíacas ou em torno de 2,5 cm abaixo das cristas ilíacas, para inclusão da área da bexiga).

DFR: 100 cm.

Colimação: Faça a colimação nos quatro lados da área de interesse, de modo a incluir as margens dos tecidos moles.

Respiração: Exposição ao final da expiração máxima.

Faixa de kVp:					80 a 85	
cm	kVp	mA	Tempo	mAs	DFR	Indicador de exposição
P						
M						
G						

Axial AP: cistografia

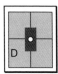

- 35 × 43 cm, vertical para adultos
- Grade.

Posicionamento

- Decúbito dorsal, com o plano médio sagital alinhado e centralizado à linha média da mesa radiológica e pernas em extensão total
- RI centralizado ao RC projetado.

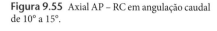

Figura 9.55 Axial AP – RC em angulação caudal de 10° a 15°.

Raio central: RC em angulação caudal de 10° a 15°, centralizado cerca de 5 cm acima da sínfise púbica no plano médio sagital (projeção inferior do púbis para melhor visualização da região da bexiga).

DFR: 100 cm.

Colimação: Faça a colimação nos quatro lados da área de interesse, de modo a incluir as margens dos tecidos moles.

Respiração: Exposição ao final da expiração máxima.

Faixa de kVp: 80 a 90

	cm	kVp	mA	Tempo	mAs	DFR	Indicador de exposição
P							
M							
G							

Oblíqua posterior (OPD, OPE) e perfil opcional: cistografia

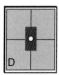

Observação: A rotina da cistografia pode não incluir a incidência em perfil, em razão da alta dose na região gonadal.

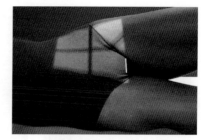

Figura 9.56 OPD em 45°.

- 35 × 43 cm, vertical
- Grade.

Posicionamento

- Paciente em decúbito dorsal, com inclinação de 45° a 60° (o ângulo de 60° demonstra melhor a porção posterolateral da bexiga e a junção ureterovesical)
- Flexione o braço elevado e a perna para sustentar este posicionamento
- Centralize o paciente e o RI ao RC.

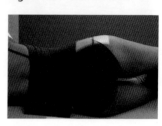

Figura 9.57 Perfil opcional – RC ⊥, 5 cm acima e posterior à sínfise púbica.

Raio central: RC ⊥ ao RI, cerca de 5 cm acima da sínfise púbica e 5 cm medial à EIAS de cima, com ângulo de RC **caudal de 10° a 15°** (para projetar a sínfise púbica inferiormente à bexiga).

DFR: 100 cm.

Colimação: Faça a colimação nos quatro lados da área de interesse, de modo a incluir as margens dos tecidos moles.

Respiração: Exposição durante a expiração.

Faixa de kVp:					80 a 90	
	cm	kVp	mA	Tempo	mAs	DFR	Indicador de exposição
P							
M							
G							

AP e oblíqua posterior: cistografia

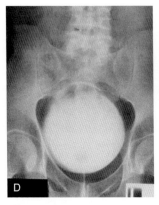 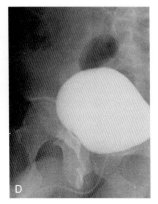

Figura 9.58 Axial AP em angulação caudal de 10° a 15°.

Figura 9.59 Oblíqua posterior em 45°.

Critérios de avaliação

Anatomia demonstrada

- **Axial AP e oblíqua:** ureteres distais, bexiga e uretra proximal.

Posicionamento

- **Axial AP:** Bexiga urinária não sobreposta com os ossos púbicos
- **Oblíqua:** Bexiga urinária não sobreposta pela perna parcialmente flexionada.

Exposição

- Técnica adequada (brilho) para visualização da bexiga, sem exposição excessiva das demais estruturas; nenhum artefato de movimento.

Capítulo 10

Procedimentos no Leito (Portáteis) e Cirúrgicos

- Princípios essenciais em traumatismo e radiografia portátil 324

Procedimentos portáteis

- AP do tórax (decúbito dorsal e semiereto) 325
- AP em decúbito dorsal do abdome (rins, ureter, bexiga [RUB]) 326
- Decúbito lateral (abdome) 327
- AP da pelve ou do quadril 328
- Axiolateral do quadril (método de Danelius-Miller) 329

- Axiolateral modificado do quadril e do fêmur proximal (método de Clements-Nakayama) 330

"Arco em C" cirúrgico

- PA do abdome (colangiografia) 331
- Perfil do quadril 331

Observações acerca do procedimento 332

Princípios essenciais em traumatismo e radiografia portátil

Os três princípios a seguir devem ser observados nos procedimentos realizados em vítimas de traumatismo com equipamentos portáteis:

- **Duas incidências a 90° uma da outra (no mínimo):** De modo geral, as radiografias de pacientes com traumatismo são realizadas em duas incidências a 90° (ou ângulos retos uma da outra), com manutenção do alinhamento correto entre o raio central (RC), a porção examinada e o receptor de imagem (RI)
- **Inclusão de toda a estrutura anatômica ou área do traumatismo no receptor de imagem:** Nos casos de traumatismo, toda a área acometida deve ser incluída na imagem radiográfica, evitando que alguma condição patológica passe despercebida. Deve-se realizar outras incidências caso a estrutura não seja visualizada por inteiro na primeira imagem
- **Manutenção da segurança do paciente, dos profissionais de saúde e do público:** Os tecnólogos devem manter a segurança e o bem-estar de pacientes, familiares/amigos e outros profissionais de saúde durante a realização de procedimentos radiográficos em casos de traumatismo ou com equipamentos portáteis. O técnico é responsável pela manipulação cuidadosa e pela proteção radiológica dos pacientes e dos outros indivíduos na região imediatamente adjacente à exposição.

Proteção

- Proteja todos os tecidos radiossensíveis fora da região de interesse, quando apropriado, durante a realização de exames com equipamentos portáteis.

AP do tórax (decúbito dorsal e semiereto): procedimentos portáteis

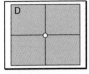 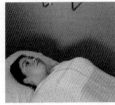 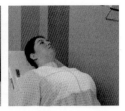

Figura 10.1 AP em decúbito dorsal do tórax. **Figura 10.2** AP semiereta do tórax.

Advertência: Em caso de possível lesão medular ou trauma grave, não tente mover o paciente.

- 35 × 43 cm, horizontal ou vertical
- Grade > 10 cm, apenas RI < 10 cm.

Posicionamento

- Cubra o RI com uma capa plástica e centralize-o em relação ao paciente, com a extremidade aproximadamente 5 cm acima dos ombros
- A partir da posição em decúbito dorsal, eleve a cabeceira do leito, se possível, para que o paciente fique sentado ou semiereto
- Certifique-se da ausência de rotação do paciente
- Se o estado geral do paciente permitir, os ombros devem ser anteriorizados para afastar as escápulas dos campos pulmonares.

Raio central:

- Centralize o RC de 8 a 10 cm abaixo da incisura jugular, à altura de T7
- RC em angulação caudal de 3° a 5° a partir da perpendicular do RI, de modo a ficar perpendicular ao esterno (impedindo que as clavículas ocultem os ápices dos pulmões)
- Se for possível dispor o paciente apenas em posição semiereta, o RC deve ser inclinado de modo a manter a relação ⊥ com o RI.

DFR: 120 a 180 cm; use o maior DFR, se possível.

Respiração: Exposição após a segunda inspiração máxima.

Faixa de kVp: 90 a 125*

	cm	kVp	mA	Tempo	mAs	DFR	Indicador de exposição
P							
M							
G							

*kVp menor nos procedimentos sem grade.

AP em decúbito dorsal do abdome (rins, ureter, bexiga [RUB]): procedimentos portáteis

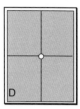

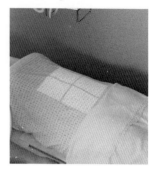

Figura 10.3 AP em decúbito dorsal do abdome.

Advertência: Em caso de possível lesão medular ou trauma grave, não tente mover o paciente.

- 35 × 43 cm, vertical
- Grade.

Posicionamento

- Cubra o RI com uma capa plástica
- Centralize o RI à altura de crista ilíaca
- Coloque apoios sob o RI, se necessário, para que fique nivelado e perpendicular ao RC (impedindo a rotação do paciente e o corte da grade).

Raio central: RC perpendicular e centralizado ao RI na altura da crista ilíaca.

DFR: 100 cm.

Respiração: Exposição durante a expiração.

Faixa de kVp: 70 a 90*

	cm	kVp	mA	Tempo	mAs	DFR	Indicador de exposição
P							
M							
G							

---

*kVp menor nos procedimentos sem grade.

Decúbito lateral (abdome): procedimentos portáteis

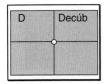

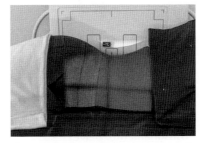

A incidência em decúbito lateral esquerdo demonstra melhor o ar livre no hipocôndrio direito. O diafragma deve ser incluído na imagem.

Figura 10.4 AP em decúbito lateral esquerdo do abdome.

- 35 × 43 cm, horizontal (para anatomia)
- Grade
- Marcador de decúbito.

Posicionamento

- Paciente colocado sobre o lado esquerdo (ou direito, se indicado), com apoio, como mostrado, para impedir que "afunde" no leito macio
- Centralize o RI 5 cm acima da altura da crista ilíaca para inclusão do diafragma
- Certifique-se da ausência de rotação e de que o plano do RI esteja perpendicular ao RC.

Raio central: RC horizontal no centro do RI, 5 cm acima da crista ilíaca.

DFR: 100 cm.

Respiração: Exposição durante a expiração

Observação: O paciente deve ficar de lado por **5 min** (no mínimo) antes da exposição; um período de **10 a 20 min é preferível**. Assegure-se da inclusão do diafragma e da porção superior do abdome.

Faixa de kVp:					70 a 90	
cm	kVp	mA	Tempo	mAs	DFR	Indicador de exposição
P						
M						
G						

AP da pelve ou do quadril: procedimento portátil

Advertência: Não tente rodar medialmente a perna se houver suspeita de fratura de quadril.

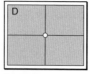

- **Pelve:** 35 × 43 cm, horizontal
- **Apenas quadril:** 24 × 30 cm, vertical
- Grade.

Posicionamento: pelve

- Cubra o RI com uma capa plástica, deslizando-o sob o paciente e centralizando-o em sentido horizontal
- Extremidade superior do RI cerca de 2,5 cm acima da crista ilíaca
- Certifique-se da ausência de rotação do paciente (EIAS equidistantes ao RI)
- Efetue a rotação interna de ambas as pernas em 15° (ver Advertência anteriormente).

Raio central: RC perpendicular, a meia distância entre a EIAS e a sínfise púbica.

AP do quadril:

Advertência: Não tente rodar medialmente a perna se houver suspeita de fratura de quadril.

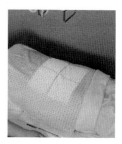

Figura 10.5 AP da pelve (traumatismo de quadril, sem rotação da perna).

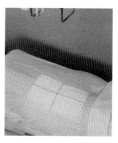

Figura 10.6 AP do quadril (com rotação da perna).

Centralize o RC e o RI à região do quadril (5 cm mediais à EIAS, à altura do grande trocânter).

DFR: 100 cm.

Respiração: Suspensa durante a exposição.

Faixa de kVp:	Fêmur distal	75 a 90 kVp
	Fêmur proximal/pelve	75 a 90 kVp

	cm	kVp	mA	Tempo	mAs	DFR	Indicador de exposição
P							
M							
G							

Axiolateral do quadril (método de Danelius-Miller): procedimentos portáteis

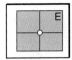

- 24 × 30 cm, horizontal (eixo longo do RI alinhado ao eixo longo do fêmur)
- Grade.

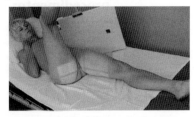

Figura 10.7 Axiolateral do quadril.

Posicionamento

- O paciente deve estar em decúbito dorsal
- Coloque toalhas dobradas ou apoios sob o quadril afetado
- Coloque a grade vertical contra a lateral do paciente, com a extremidade superior do RI na altura da crista ilíaca e a face da grade paralela ao colo do fêmur e perpendicular ao RC
- Eleve a perna oposta (**NÃO** apoie perna/pé no colimador ou no tubo, devido ao risco de queimaduras ou choque elétrico)
- Efetue a rotação medial da perna envolvida (ver Advertência anteriormente).

Raio central: RC horizontal, em ângulo perpendicular ao RI e ao colo do fêmur.
DFR: 100 cm.
Respiração: Suspensa durante a exposição.

Faixa de kVp: 75 a 90

	cm	kVp	mA	Tempo	mAs	DFR	Indicador de exposição
P							
M							
G							

Axiolateral modificado do quadril e do fêmur proximal (método de Clements-Nakayama): procedimentos portáteis

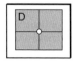
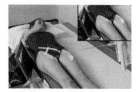
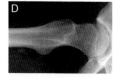

Figura 10.8 Incidência axiolateral modificada.

Figura 10.9 Perfil do fêmur proximal (incidência axiolateral modificada).

Utilize uma incidência alternativa em caso de movimentação limitada dos dois membros e impossibilidade de obtenção da incidência inferossuperior.

- 24 × 30 cm, horizontal
- Grade (alinhada ao ângulo do RC para impedir o corte da grade).

Posicionamento

- O paciente deve estar em decúbito dorsal, com o lado afetado próximo à extremidade da mesa e as duas pernas em extensão total
- Apoie a cabeça do paciente em um travesseiro e cruze seus braços sobre a porção superior do tórax
- Mantenha a perna em posicionamento neutro (anatômico)
- Coloque o RI na bandeja do *bucky*, de modo que sua extremidade inferior fique cerca de 5 cm abaixo da altura da mesa radiológica
- Incline o RI em um ângulo aproximado de 15° da vertical e ajuste seu alinhamento, de modo que a face do receptor fique perpendicular ao RC, impedindo o corte da grade
- Centralize o RI ao RC projetado.

Raio central: Angule o RC em sentido **mediolateral**, conforme necessário, para que este fique **perpendicular ao** e **centralizado no colo do fêmur (cerca de 15° a 20°** posteriormente a partir da horizontal).
DFR: 100 cm.

Faixa de kVp: 80 a 90

	cm	kVp	mA	Tempo	mAs	DFR	Indicador de exposição
P							
M							
G							

PA do abdome (colangiografia): "arco em C" cirúrgico

Posicionamento e RC

- Incidência PA (paciente em decúbito dorsal): Intensificador de imagem em cima e tubo embaixo
- Forneça protetores de chumbo ou protetores portáteis para toda a equipe presente em sala
- Mantenha o campo estéril
- Use controle de exposição automático ou manual
- O pedal possibilita que o médico fique com as mãos livres durante a obtenção da imagem fluoroscópica mostrada no monitor.

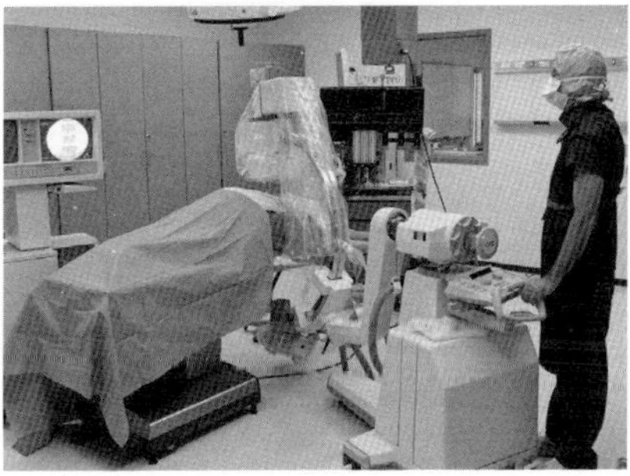

Figura 10.10 Dispositivo em "arco em C" sendo posicionado para a radiografia PA de quadril ou abdome.

Perfil do quadril: "arco em C" cirúrgico

Posicionamento e RC

- Incidência superoinferior
- RC horizontal, tubo de raios X em cima, intensificador de imagem embaixo
- Certifique-se da manutenção do campo estéril
- Forneça aventais ou protetores de chumbo
- O campo de exposição de fundo é maior na extremidade do tubo; o operador deve ficar afastado desta região do tubo.

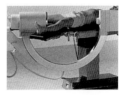

Figura 10.11 "Arco em C" para radiografia em perfil do quadril. (Cortesia de Philips Medical System.)

Observação: A configuração recomendada é contrária à da incidência inferossuperior devido à maior radiação na extremidade do tubo.

Observações acerca do procedimento

Apêndice A: Como Reduzir a Dose para o Paciente

Existem sete práticas comuns que podem ser usadas para reduzir a dose de radiação para o paciente durante procedimentos radiográficos:

1. **Minimize a repetição de radiografias:** A principal causa de repetição das radiografias é a má comunicação entre o técnico e o paciente. O técnico deve explicar claramente o procedimento ao paciente. A falta de cuidado no posicionamento e a escolha de fatores técnicos errados também são causas comuns de repetições. Recomenda-se a revisão dos erros técnicos e de posicionamento com outros profissionais, determinando as correções necessárias antes de repetir as exposições.

2. **Utilize a filtragem correta:** A filtragem do feixe primário de raios X reduz a exposição do paciente à absorção dos raios X de baixa energia "inúteis" que expõem principalmente a pele e os tecidos superficiais do paciente, mas que não contribuem para a formação da imagem.

3. **Utilize uma colimação precisa:** A prática da colimação precisa, restrita apenas à área de interesse, reduz a dose de radiação para o paciente ao diminuir o volume de tecido diretamente irradiado e a quantidade de radiação "espalhada". O técnico não deve confiar nos colimadores de limite de feixe positivo (LFP). Esses equipamentos colimam apenas o tamanho do receptor de imagem. A colimação adicional é necessária para a redução da exposição dos tecidos adjacentes que não são importantes para o estudo.

4. **Utilize proteção radiológica:** Todos os tecidos radiossensíveis fora da região de interesse devem ser protegidos.

5. **Utilize proteção radiológica em áreas específicas (proteção radiológica das gônadas e da mama feminina):** A proteção radiológica em áreas específicas é essencial quando órgãos radiossensíveis – como a tireoide, as mamas e as gônadas – estão na direção do feixe útil e nas suas adjacências; e o uso da proteção radiológica não interfere nos objetivos do exame. A área de proteção radiológica mais importante é a região das gônadas, que reduz significativamente a dose para os órgãos reprodutivos. As proteções para as gônadas, se colocadas da maneira correta, reduzem a dose local em 50 a 90%, caso estes órgãos estejam no campo primário dos raios X. A proteção radiológica gonadal é necessária quando a região de estudo estiver no feixe primário ou na área adjacente (5 cm).

6. **Proteja o feto:** Todas as mulheres em idade fértil devem ser submetidas a exames para detecção de uma possível gravidez antes do exame radiológico.

7. **Escolha as incidências e os fatores de exposição adequados para o exame:** Deve-se realizar as incidências (conforme aprovação do departamento de imagem) de modo a minimizar a dose para os

tecidos radiossensíveis, como as mamas e os olhos. A incidência em PA reduz significativamente a dose de radiação para esses tecidos quando comparada com a incidência em AP. Recomenda-se a escolha de fatores de exposição que utilizem o maior kVp e a menor mAs possíveis para reduzir ao máximo a dose de exposição à radiação para o paciente.

Prática ética na obtenção de imagens digitais: A ampla faixa dinâmica das técnicas digitais possibilita a obtenção de uma imagem adequada com diversos fatores de exposição. Durante a avaliação da qualidade de uma imagem, o técnico deve se certificar de que o indicador de exposição esteja dentro da faixa recomendada. Qualquer tentativa de processar a imagem com um algoritmo diferente para correção da exposição excessiva é inaceitável; é vital que a dose para o paciente seja minimizada desde o início e que seja respeitado o princípio ALARA (*As Low As Reasonably Achievable*, o mais baixo quanto razoavelmente possível).

As seguintes práticas são recomendadas para manter a dose em nível razoável e consistente:

- Use valores de kVp e mAs específicos para o protocolo em todos os procedimentos. Use o maior valor de kVp possível
- Monitore a dose, revisando todas as imagens
- Se o indicador de exposição para determinado procedimento estiver fora da faixa aceitável, recomenda-se a revisão de todos os fatores, inclusive kVp, mAs, posicionamento, colimação e anatomia. Se os valores de indicador de exposição estiverem consistentemente fora da faixa aceitável, consulte um supervisor ou o responsável pela segurança radiológica (RSO)
- Não utilize o mascaramento pós-processamento em vez de uma colimação pré-exposição adequada. A colimação melhora a qualidade da imagem e reduz a dose de radiação para o paciente.

Apêndice B: Tabela de Conversão Exposição-Distância

Nova DFR	DFR Original								
	90 cm	100 cm	105 cm	110 cm	120 cm	150 cm	180 cm	255 cm	300 cm
75 cm	0,7	0,6	0,5	0,5	0,4	0,3	0,2	0,1	0,1
90 cm	1,0	0,8	0,7	0,7	0,6	0,4	0,3	0,1	0,1
100 cm	1,2	1,0	0,9	0,8	0,7	0,4	0,3	0,2	0,1
105 cm	1,4	1,1	1,0	0,9	0,8	0,5	0,3	0,2	0,1
110 cm	1,5	**1,2**	1,1	1,0	0,8	0,5	0,4	0,2	0,1
115 cm	1,6	1,3	1,2	1,1	0,9	0,6	0,4	0,2	0,2
120 cm	1,8	1,4	1,3	1,2	1,0	0,6	0,4	0,2	0,2
125 cm	1,9	1,6	1,4	1,3	1,1	0,7	0,5	0,3	0,2
140 cm	2,3	1,9	1,7	1,6	1,3	0,8	0,6	0,3	0,2
150 cm	2,8	2,3	2,0	1,9	1,6	1,0	0,7	0,4	0,3
180 cm	4,0	3,2	2,9	2,7	2,3	1,4	1,0	0,5	0,4
255 cm	7,7	6,3	5,7	5,2	4,3	2,8	1,9	1,0	0,7
300 cm	11,1	9,0	8,2	7,4	6,3	4,0	2,8	1,4	1,0

Exemplo 1: Determinar a mAs com a mudança de DFR de 100 cm para 110 cm. (Observar na interseção entre a coluna de 100 cm e a linha de 110 cm que o fator de conversão é 1,2.) mAs original = 8.
Resposta: 8 × 1,2 = 9,6 ou 10 mAs.
Exemplo 2: Uma técnica torácica, DFR 180 cm, 6 mAs e 90 kVp. Se a DFR precisar ser reduzida a 150 cm, qual deve ser o valor de mAs caso os demais fatores não sejam alterados?
Resposta: O fator de conversão é **0,7**. 6 mAs × 0,7 = 4,2 mAs.

Apêndice C: Regra de Conversão para Aparelhos de Imobilização

O aparelho de imobilização aplicado a membros inferiores ou superiores requer o aumento da exposição. Um método sugerido para determinar a compensação da exposição é a medida do aumento de espessura da área, incluindo o aparelho, e o ajuste dos fatores de exposição de acordo com esse aumento.

Esse método pode ser utilizado em geral, mas, além da espessura do aparelho, as diferentes densidades de seus materiais também influenciam os ajustes necessários na exposição. Portanto, sugere-se a seguinte tabela de conversão, que considera o tamanho e o tipo do material do aparelho de imobilização.

Aumento da exposição com aparelho de imobilização

A presença de um aparelho de imobilização no membro inferior ou superior requer o aumento da exposição. Este aumento depende da espessura e do tipo do aparelho, conforme descrito na tabela a seguir:

Tabela de conversão para aparelhos de imobilização

Tipo de aparelho	Aumento na exposição*
Gesso pequeno a médio	5 a 7 kVp
Gesso grande	8 a 10 kVp
Fibra de vidro	3 a 4 kVp

*Para reduzir a dose de radiação para o paciente, recomenda-se aumentar a kVp em vez de a mAs.

Exemplo: Radiografias AP e perfil do tornozelo foram obtidas com 66 kVp e 6 mAs e demonstraram a presença de uma fratura. Colocou-se um aparelho gessado de tamanho médio e foram solicitadas radiografias pós-redução. Quais fatores de exposição devem ser usados?

Resposta: 73 kVp e 6 mAs (+ 7 kVp)

Apêndice D: Tabela de Conversão da Razão da Grade

	Razão original da grade (fatores originais de exposição)						
Nova razão da grade	Faixa recomendada de kVp	Sem grade	5:1 ou 6:1	8:1	12:1	16:1
		< 60 a 70	60 a 75	70 a 90	70 a 125 (95 a 125)	70 a 125 (95 a 125)
Sem grade	< 60 a 70	1	0,33	0,25	0,20 (0,17)	0,17 (0,14)
5:1 ou 6:1	60 a 75	3	1,00	0,75	0,60	0,50
8:1	70 a 90	4	1,33	1,00	0,80	0,67
12:1	70 a 125 (95 a 125)	5 (6)	1,67	1,25	1,00	0,83
16:1	70 a 125 (95 a 125)	6 (7)	2,00	1,50	1,20	1,00

Esta tabela de conversão pode ser utilizada nas conversões gerais da grade, com base nas faixas médias de kVp recomendadas para cada tipo de grade. Para usar esta tabela, deve-se determinar o fator correto de conversão (número de multiplicação) procurando a nova grade usada e multiplicar por este fator.

Exemplo: Se **7 mAs** a 70 kVp for a técnica para ombro utilizando uma grade 12:1, qual mAs deve ser empregada com uma grade portátil de 5:1?

Resposta: O fator de conversão para a mudança de 12:1 para 5:1 é **0,6.**

7 mAs × 0,6 = 4,2 mAs a 70 kVp

Para verificar sua resposta, faça a conversão inversa, de uma grade 5:1 para uma 12:1. O aumento da técnica pode ser necessário e o fator de conversão é **1,67.**

(4,2 mAs × 1,67 = **7 mAs**, a técnica original para a grade 12:1.)

Apêndice E: Iniciais (Abreviações), Termos Técnicos e Acrônimos

A seguir, estão listados as abreviações e os acrônimos comumente usados nos departamentos de diagnóstico por imagem e neste manual, bem como na 10ª edição do *Bontrager Tratado de Posicionamento Radiográfico e Anatomia Associada*.

Posicionamento geral/termos anatômicos

AP, PA	Incidências anteroposteriores, posteroanteriores
Articulações AC	Articulações acromioclaviculares
Articulações EC	Articulações esternoclaviculares
Articulações SI	Articulações sacroilíacas
DP, PD	Dorsoplantar e plantodorsal
EIAS	Espinha ilíaca anterossuperior (ponto de referência na pelve)
OAE, OAD	Incidências oblíquas anteriores esquerda e direita
OPE, OPD	Incidências oblíquas posteriores esquerda e direita
PMC	Plano médio-coronal (plano que divide o corpo nas metades anterior e posterior)
PMS	Plano médio sagital (plano que divide o corpo nas metades direita e esquerda)
SMV, VSM	Incidências submentovértice ou verticessubmentoniana

Termos de procedimentos abdominais

CPRE	Colangiopancreatografia retrógrada endoscópica
CTC	Colonoscopia por tomografia computadorizada
CTP	Colangiografia trans-hepática percutânea
CV	Colonoscopia virtual
EO	Enema opaco
GI, GIS, GII	Gastrintestinal, GI superior e inferior
LCR	Líquido cefalorraquidiano
NPO	Nada VO (nada pela boca = jejum)
PIV	Pielografia intravenosa (termo mais antigo)
QID, QIE	Quadrante inferior direito e esquerdo
QSD, QSE	Quadrante superior direito e esquerdo
RUB	Rins, ureteres, bexiga (incidência abdominal)
SID	Seriografia do intestino delgado
SNC	Sistema nervoso central
UIV	Urografia intravenosa (termo mais correto)
VB	Vesícula biliar

Termos Técnicos

Analógico	Sistema de imagem em filme radiográfico
CAE	Controles automáticos de exposição
DFR	Distância fonte-receptor de imagem
DOR	Distância objeto-receptor de imagem
FD	Fluoroscopia digital
HIS	Sistema de informação hospitalar
Horizontal	Orientação do RI em relação ao paciente
LFP	Limite de feixe positivo (colimação)
PACS	Sistema de comunicação e arquivamento de imagem
PET	Tomografia por emissão de pósitrons (*positron emission tomography*)
PF	Ponto focal (pequeno ou grande)
PI	Placas de imagem (usadas com RC)
PSP	Receptor de placa de fósforo fotoestimulável (com ou sem cassete)
RC	Raio central (para centralização do posicionamento)
RC	Radiografia computadorizada, com placas de imagem (PI)
RD	Radiografia digital (sem cassete)
RI	Receptor de imagem (filme ou digital)
RIS	Sistema de informação radiológica
RM	Ressonância magnética
TC	Tomografia computadorizada
TM	Mesa radiológica (sem *bucky*)
Vertical	Orientação do RI em relação ao paciente

Termos relacionados com as articulações dos membros

CMC	Carpometacarpiana (punho)
IF	Interfalangiana (mão ou pé)
IFD	Interfalangiana distal (mão ou pé)
IFP	Interfalangiana proximal (mão ou pé)
LCA, LCP	Ligamentos cruzados anterior e posterior (joelho)
LCL, LCM	Ligamentos colaterais lateral e medial (joelho)
MCF	Metacarpofalangiana (mão)
MTF	Metatarsofalangiana (pé)
TMT	Tarsometatarsal (pé)

Termos relacionados com o crânio e ossos da face

ATM	Articulações temporomandibulares
LAM	Linha acantiomeatal
LGA	Linha glabeloalveolar
LGM	Linha glabelomeatal
LIOM	Linha infraorbitomeatal
LIP	Linha interpupilar
LLM	Linha labiomeatal (incidência de Waters modificada)
LMM	Linha mentomeatal (incidência de Waters)
LOM	Linha orbitomeatal
MAC	Meato acústico externo
SSO	Sulco supraorbital
TIO	Topo da inserção da orelha

Tabela dos Receptores de Imagem Radiográfica

Medidas (SI)	Medidas britânicas (polegadas)	Uso
18 × 24 cm	(7,1 × 9,5 polegadas)	Mamografia
(20,3 × 25,4 cm)	*18 × 10 polegadas	Radiologia geral
24 × 24 cm	(9,5 × 9,5 polegadas)	Fluoroscopia
(25,4 × 30,5 cm)	*10 × 12 polegadas	Radiologia geral
24 × 30 cm	(9,5 × 11,8 polegadas)	Radiologia geral
18 × 43 cm	(7,1 × 16,9 polegadas) (7 × 17)	Radiologia geral
30 × 35 cm	(11,8 × 13,8 polegadas)	Radiologia geral
35 × 35 cm	(13,8 × 13,8 polegadas)	Fluoroscopia
35 × 43 cm	(13,8 × 16,9 polegadas) (14 × 17)	Radiologia geral
Mamografia		
18 × 24 cm	**(7,1 × 9,5 polegadas)**	Mamografia
24 × 30 cm	**(9,5 × 11,8 polegadas)**	Mamografia
19 × 23 cm	**(7,5 × 9 polegadas)**	Mamografia
Coluna vertebral e/ou membro inferior ortostática		
(35,6 × 91,4 cm)	*14 × 36 polegadas	Série de escoliose
(35,6 × 129,5 cm)	*14 × 51 polegadas	Estudo completo do membro inferior
Mandíbula e/ou odontológica		
(12,7 × 30,5 cm)	*5 × 12 polegadas	Panorâmica
(22,9 × 30,5 cm)	*9 × 12 polegadas	Panorâmica
31 × 41 mm	1,25 × 1,625 polegada	Radiografia "em mordida" adulta #2
22 × 55 mm	(0,875 × 1,375 polegada)	Radiografia "em mordida" pediátrica #0

Os filmes em medida britânica (polegadas) ainda são comercializados devido ao uso continuado de cassetes e grades nessas dimensões.